Dr. Bodo Kuklinski · Dr. Anja Schemionek

Ursachen, Auswirkungen und erfolgreiche Therapie

Schwachstelle Genick

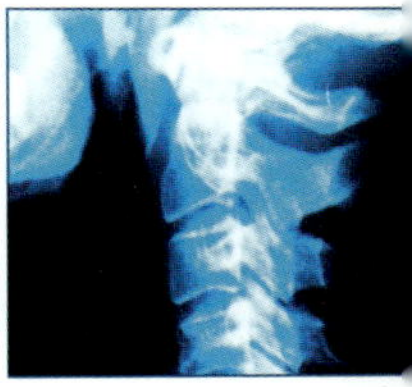

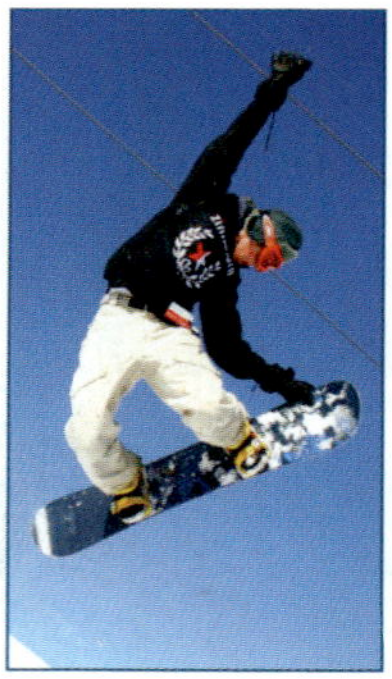
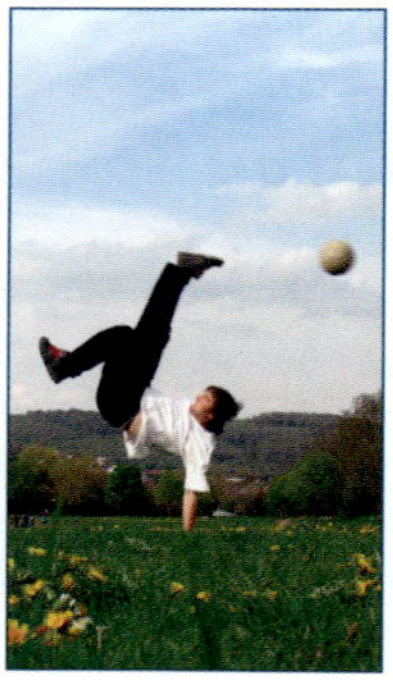
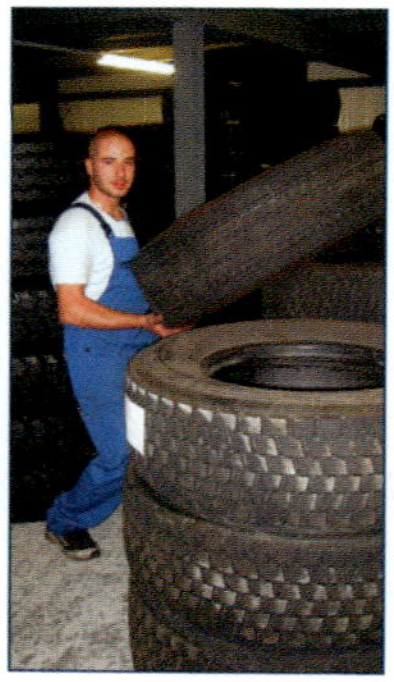
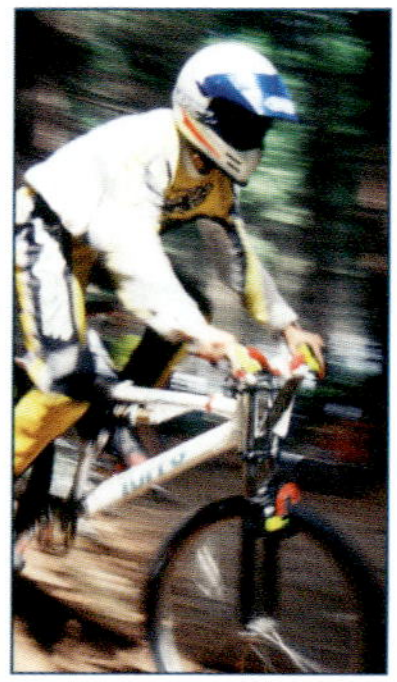
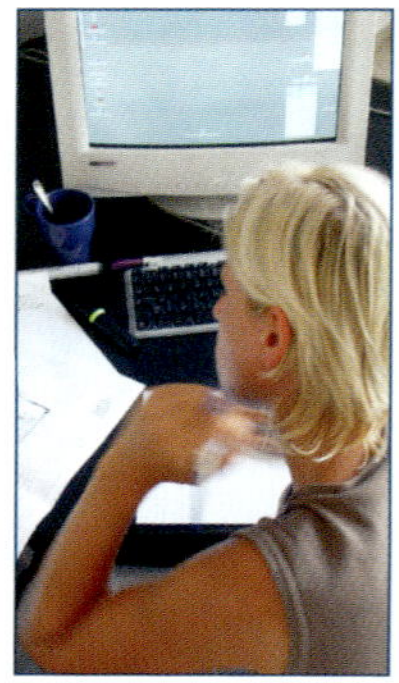

Dr. Bodo Kuklinski · Dr. Anja Schemionek

Ursachen, Auswirkungen und erfolgreiche Therapie

Schwachstelle Genick

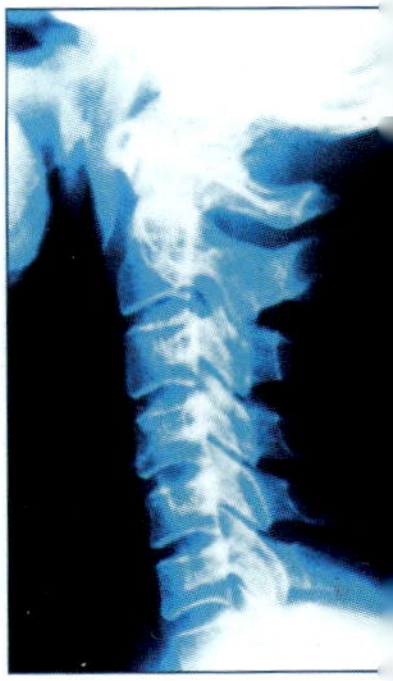

Das unterschätzte Krankheitsrisiko: Wie große und kleine Unfälle in Beruf und Freizeit Ihre Halswirbelsäule zum unaufhaltsamen Krankheitsgenerator machen

AURUM

Impressum

Bibliografische Information der Deutschen Nationalbibliothek
Die Deutsche Nationalbibliothek verzeichnet diese Publikation in der Deutschen Natioalbibliografie; detaillierte bibliografische Daten sind im Internet über http://dnb.d-nb.de abrufbar.

12. Auflage - Bielefeld: Aurum, 2012
Schwachstelle Genick
Kuklinski, Dr. Bodo; Schemionek, Dr. Anja
ISBN: 978-3-89901-075-6

Gestaltungskonzeption, Umschlaggestaltung, Innenlayout: ad department, Bielefeld
Illustrationen: S. 16 Menche: Biologie Anatomie Physiologie, 5. Auflage 2003 © Elsevier GmbH, Urban & Fischer Verlag München; S. 69 Heinrich Wilczek
Abbildungen: photocase: Titel, S. 13, S. 14, S. 17, S. 19, S. 20, S. 21, S. 22, S. 23, S. 24, S. 25, S. 26, S. 27, S. 28, S. 33, S. 34, S. 36, S. 40, S. 46, S. 50, S. 55, S. 56, S. 61, S. 62, S. 64, S. 68, S. 70, S. 77, S. 85; pixelquelle: Titel, S. 10, S. 18, S. 21, S. 41, S. 43, S. 44, S. 56, S. 57, S. 59, S. 79; wikipedia: S. 30, S. 35, S. 37, S. 38, S. 42, S. 45; digene: S. 51; © 2004 ABDA S. 12, S. 32; Banana Stock Ltd. S. 52, S. 53
Herstellung und Druck: Media Print, Paderborn
Printed in Germany

Wichtige Hinweise

Der Autor Dr. Kuklinski präsentiert in diesem Buch seine Patientenbeobachtungen und Therapieerfahrungen. Die angeführten Therapiemaßnahmen sind nicht als verbindlich zu betrachten. Es handelt sich lediglich um Beispiele, die Anstoß für neue Therapiemöglichkeiten bieten sollen. Die Therapie der HWS-Instabilität gehört in die Hände von erfahrenen und biochemisch gut ausgebildeten Ärzten und Heilpraktikern, zusammen mit erfahrenen Manualtherapeuten, die die entsprechenden Zusatzausbildungen und deren Anwendungen nachweisen können. Nur so können Behandlungsverläufe individuell über wiederholte Kontrollen und Anpassungen an die Fortschritte der Patienten optimiert werden. Autoren und Verlag übernehmen trotz sorgfältiger Recherche und Beobachtung keine rechtliche Verantwortung für etwaige Folgen (Personen- , Sach- oder Vermögensschäden) aus der Anwendung oder Weiterentwicklung der in diesem Buch geschilderten Therapiemaßnahmen. Jeder Therapeut und Patient ist gehalten, eigenverantwortlich und angemessen mit dem hier geschilderten Wissen umzugehen.

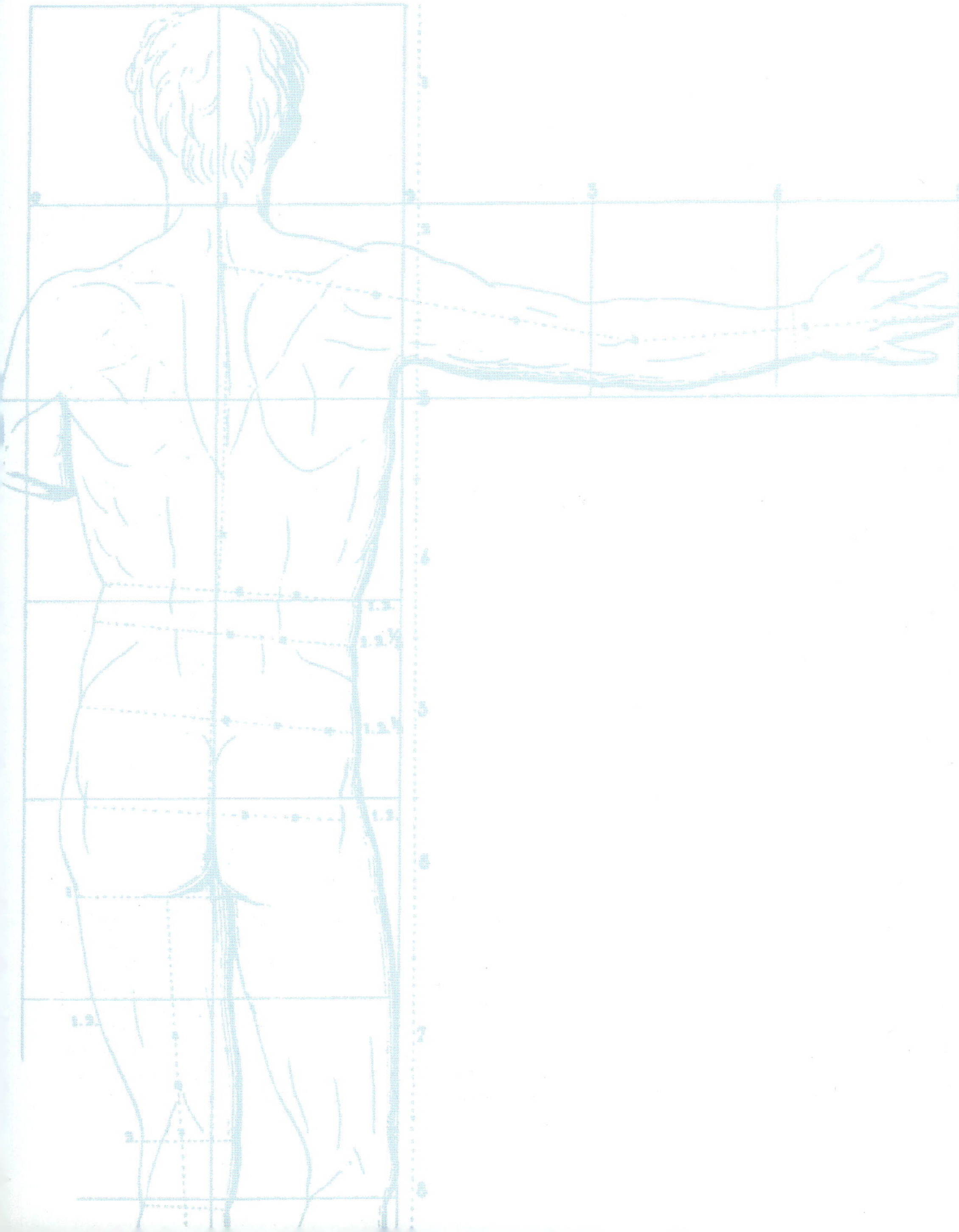

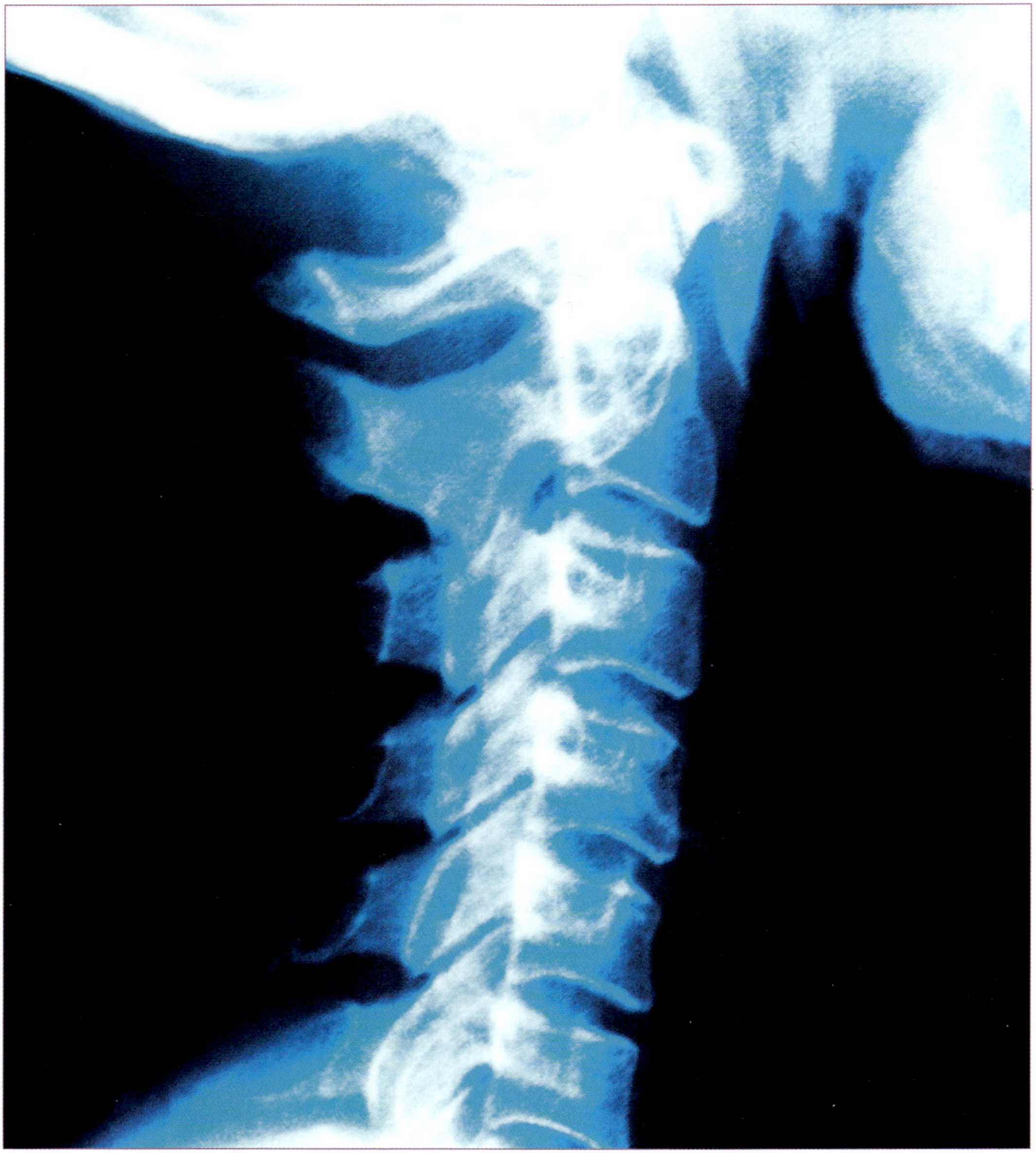

Ein kurzes Wort zu Beginn ...

Sie halten nun dieses Buch in Ihren Händen. Hat es Ihnen Ihr Therapeut empfohlen oder haben Sie es selbst entdeckt, weil Sie auf der Suche nach Lösungen für Ihre »Schwachstelle Genick« sind? Oder haben Sie es von einem Betroffenen geliehen bekommen, weil der vermutet, Sie sind vielleicht auch »so ein Fall«? Letztendlich ist es egal, wie das Buch zu Ihnen gekommen ist, denn wichtig ist nur, was Sie nun damit tun werden. Lesen Sie es und überlegen Sie, ob das hier Dargestellte auch auf Sie zutrifft. Haben Sie Probleme mit Ihrem Nacken? Ist Ihr Genick Ihre schwache Stelle? Leiden Sie unter Gesundheitsproblemen und alle Medikamente und Therapien helfen nur vorübergehend – bis zum nächsten Schub?

Die in diesem Buch vorgestellten Zusammenhänge bei der Entstehung von Krankheiten aufgrund einer Instabilität im Nacken sind nicht die gängige medizinische Meinung. Viele Ärzte lehnen die hier dargestellten Diagnosen und Schlussfolgerungen ab. Dennoch habe ich mit meinem Therapiekonzept den meisten meiner Patienten deutlich helfen können, oft wurden diese sogar wieder ganz gesund. Seien Sie kritisch mit diesem Buch, mit sich selbst und mit Ihrem Therapeuten. Suchen Sie nach den Lösungen, die Ihnen wirklich helfen. Nehmen Sie alle Hinweise Ihres Körpers ernst, auch die, die andere für übertrieben oder hypochondrisch halten. Nur Sie wissen, wie es Ihnen geht, wie sehr Ihre Lebensqualität von Ihren Symptomen eingeschränkt wird und was Sie bereit sind dagegen zu tun. Und auch nur Sie wissen, wann es Ihnen wieder besser geht, welche Maßnahmen Ihnen auf Dauer wirklich helfen und welche nur kurzfristig, gar nicht oder Ihre Leiden sogar noch verschlimmern. Es gelten die alten Worte: »Wer heilt hat recht« – Wie das passiert, ist völlig egal!

Ich möchte an dieser Stelle einen Dank an meine Patienten aussprechen. Sie haben es mir durch ihre Fragen, Hinweise, Beobachtungen und mithilfe ihres eisernen Willens zur Verbesserung ihrer Situation ermöglicht, die hier geschilderte Therapie zu entwickeln und die Erfolge mitzuerleben.

Ich wünsche Ihnen viel interessanten Lesestoff in diesem Buch und eine gute Gesundheit!

Dr. Bodo Kuklinski, im Juli 2006

Ein Beispiel

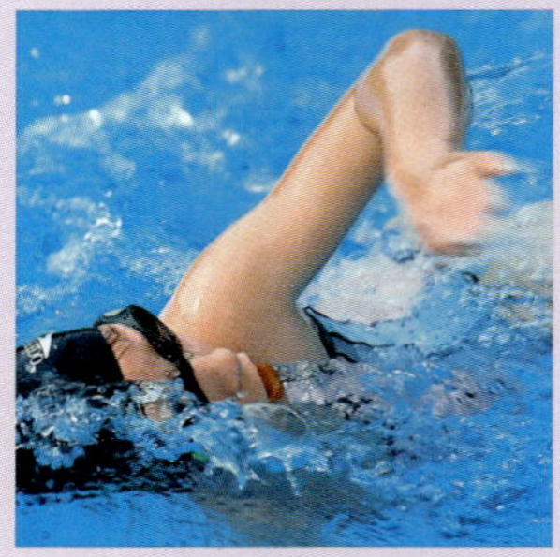

■ Für Petra B. fühlte sich erst alles ganz harmlos an: Sie hatte sich am Nachmittag im Freibad beim Rückenschwimmen verschätzt und war mit dem Kopf kräftig gegen den Beckenrand gestoßen. Der Kopf tat an der Stelle ein bisschen weh, ja, und jetzt brummte er auch, aber sonst? Allerdings war ihr nicht klar, wieso auch die Schulter schmerzte, war sie da auch angestoßen? So ganz genau konnte sie sich nicht mehr erinnern. Petra hatte sich sowieso gewundert, dass das Becken schon zu Ende war. Aber das hatte sie in letzter Zeit öfter mal gehabt, dass ihr die Erinnerung fehlte und dass sie Dinge tat und später nicht mehr wusste, wie das genau passiert war. Manchmal beschlichen sie deshalb Sorgen, ob das wohl die »Anfänge von Alzheimer« sind, über die sich immer alle lustig machen, wenn jemand in ihrem Bekanntenkreis mal etwas vergessen hatte. Aber sonst funktionierte ihr Kopf doch ganz prima. Sie wusste die meisten Telefonnummern auswendig und beim Kreuzworträtseln mit ihrem Mann war sie immer die Bessere. Und schließlich wird man ja auch älter, mit Anfang 40 geht das eben los ...

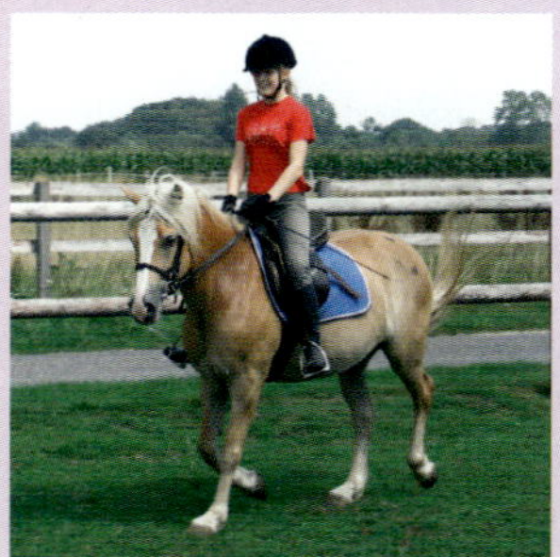

■ Petra B. ging nicht zum Arzt, es war ja weiter nichts passiert. Und man soll sich ja nicht anstellen, das hatte sie schon als Kind gelernt, als sie »Pferdemädchen« war. Da war sie halt wie alle anderen auch ab und zu vom Pony gefallen, aber immer wieder alleine aufgestanden. Sie hatte sich nie etwas gebrochen, aber es hatte schon oft sehr weh getan und lange gedauert, bis sie wieder richtig sitzen und gehen konnte. Oder als sie als Jugendliche im Handballverein gespielt hat, da war sie auch nicht dauernd zum Arzt gerannt, wenn es beim Spiel mal wieder kräftig zur Sache gegangen war und sie humpelnd und mit einem blauen und geschwollenen Auge nach Hause kam.

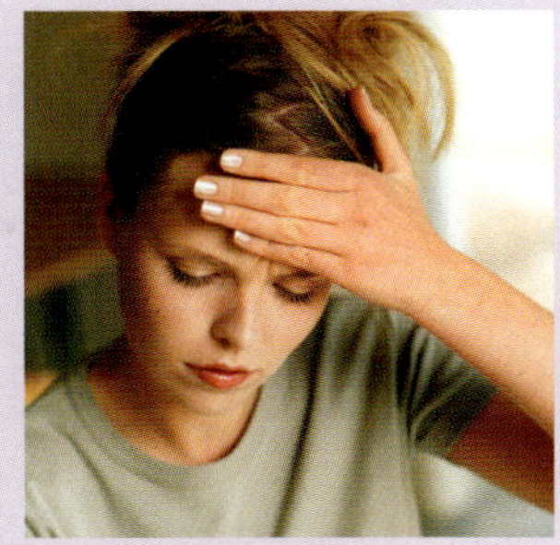

■ Aber in den folgenden Wochen wurde manches anders, so dass Frau B. merkte, dass doch irgendetwas passiert sein musste: Häufiger als früher hatte sie nun Kopfschmerzen, und die schienen sich von Mal zu Mal mehr zu einer Migräne zu entwickeln. Das kannte sie von Ihrer Mutter, die hatte viele Jahre immer wieder mit schlimmen Schmerzen das Bett hüten müssen, manchmal sogar mehrere Tage. Die Tochter hatte aber eigentlich bis dato noch keine Probleme damit gehabt. Petra B. schlief auch nicht mehr so gut wie früher, oft ging ihr nachts die Nase zu, sie wachte davon auf, dass sie kaum noch Luft bekam, tagsüber war sie dann entsprechend gerädert. Aber damit noch nicht genug: Sie sah Dinge, die nicht da waren, kleine Fliegen oder Mücken, die ihr vor den Augen tanzten, aber wenn sie sie fangen wollte, war nichts da. Auch schliefen ihr die Arme oft ein, das war sehr lästig. Und sie hatte immer öfter Probleme mit Magen und Darm. Nach dem Essen bekam sie einen dicken Bauch und Krämpfe, oft sogar Durchfall. Frau B. fing an, mal dies und mal das vom Speiseplan zu streichen. Aber damit war es auch nicht getan, es ging dann eine Zeit lang besser, dann traten neue Schwierigkeiten auf.

■ Früher hatte sie nur immer Durchfall, wenn sie ihre Regel hatte und die passenden Bauchkrämpfe dazu. Ihr Gynäkologe, zu dem sie schon seit 20 Jahren ging, hatte sie immer vertröstet, dass die Schmerzen »später« aufhören würden. Petra B. fragte ihn schon nicht mehr, wann das sein sollte. Sie hatte »ihre« Schmerzen jeden Monat. Vielleicht hatte es ja damit zu tun, dass sie keine Kinder bekommen hatten? Nach drei Fehlgeburten hatten sie und ihr Mann sich gegen Kinder entschieden, weil sie das nicht noch einmal erleben wollten. Ihr Mann hatte sich dann sterilisieren lassen.

■ Petra B. wurde immer müder und erschöpfter. Sie sagte sich, dass das ja kein Wunder sei, denn sie schlief ja so schlecht. Und das mit dem Essen machte die Sache auch nicht besser, denn sie nahm ab, weil sie so oft Durchfall hatte. Irgendwann entschied sie sich dafür, ihre Probleme doch einmal mit ihrer Hausärztin zu besprechen. Vor allem die Bauchschmerzen machten ihr sehr zu schaffen, vielleicht war da ja etwas zu machen.

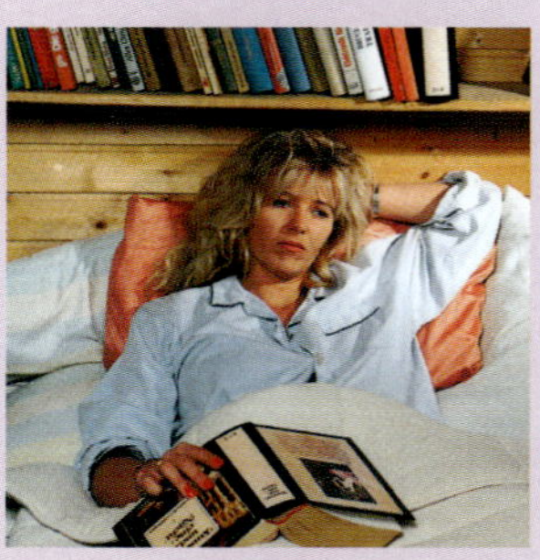

■ Die Ärztin untersuchte Frau B. eingehend. Ihr fielen die blasse Gesichtsfarbe und die tiefen Augenringe der Patientin auf, sie fragte, ob Petra B. in letzter Zeit viel Stress gehabt hätte, aber da war nicht mehr als sonst auch. Die Ärztin nahm Blut ab, ließ die Laborwerte für Entzündungen, die Eisenversorgung und die Schilddrüsenwerte bestimmen und eine Stuhlprobe auf Magen-Darm-Infektionserreger hin untersuchen. Sie schrieb Frau B. ein paar Tage krank, damit sie sich mal wieder richtig ausschlafen könnte, vielleicht würde dann ja schon alles wieder besser.

■ Nach diesen Tagen hat Petra zwar mehr geschlafen als sonst, erholen kann sie sich aber nicht dadurch. Im Gegenteil, sie hat oft mit Alpträumen zu kämpfen, die die Schlafqualität weiter verschlechtern. Die Ärztin ist nicht weiter beunruhigt: »Das kommt schon mal vor, vielleicht eine Hormonumstellung, das kann in Ihrem Alter ja sein«. So machen sich die kommenden Wechseljahre bemerkbar? Petra B. fühlt sich eher richtig krank. »Die Laborwerte sind in Ordnung, der Eisenwert ist etwas niedrig, die Entzündungswerte minimal erhöht, aber das ist noch nicht bedenklich. Vielleicht klingt ein Infekt gerade ab und in einer Woche ist alles wieder beim Alten. Behalten Sie es im Auge und kommen Sie wieder, wenn sich nichts verändert!«, so verabschiedet die Ärztin Frau B.. Keine große Hilfe, findet die Patientin, aber was soll sie machen, wenn es keine Ergebnisse gibt, die zeigen, was schief läuft? Petra B. wartet ab. Leider werden die Schmerzen im Bauch schlimmer.

■ Die Ärztin schickt sie zum Allergologen. Der testet alle Lebensmittel und noch vieles mehr auf Frau B's Rücken und Unterarmen aus. Ihre Haut sieht aus wie ein Streuselkuchen: »Da haben wir die Übeltäter!«, meint der Facharzt: »Sie reagieren auf Eier, Milch und Milchprodukte, Weizen und Hefe sehr stark, auf Nüsse und einige Obstsorten auch, das ist der Grund für Ihre Beschwerden.« Erleichterung über diesen Befund will bei Petra nicht aufkommen. Was soll denn jetzt werden? Sie muss Diät halten. Und was macht sie im Urlaub, den sie schon mit Ihrem Mann gebucht hat? »Tja, da müssen sie jetzt flexibel sein«, so die Antwort des Arztes. Petra B. ist den Tränen nah. Was heißt hier flexibel? Unmöglich ist das! Sie ringt um ihre Fassung. Auch solche Situationen sind ihr neu, alles stresst sie viel mehr als früher. Kein Wunder, die Nerven liegen ja auch blank nach dieser ungewissen Zeit mit so viel Bauchschmerzen.

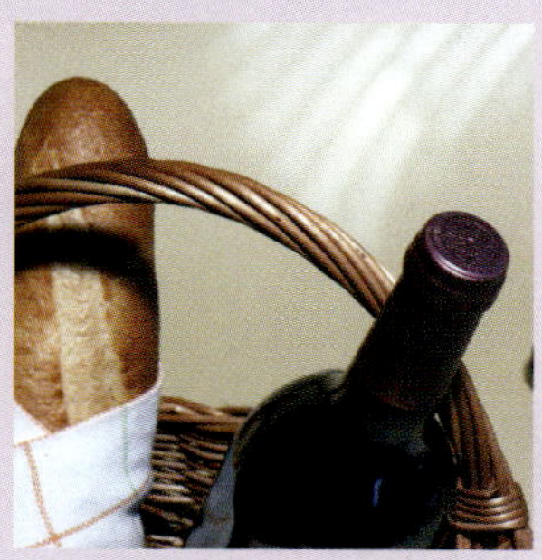

■ Sie sagen ihren Frankreichurlaub ab. Was wäre Frankreich ohne Baguette (Weizen und Hefe), Käse (Milchprodukt) und Wein (Obst)? Nein, da bleibt Petra B. lieber daheim und probiert erst mal ihre neue Kost aus. Sie findet sich in Bioläden und Reformhäusern wieder, liest im Supermarkt auf jedem Produkt die Zutatenliste, bevor es in den Einkaufskorb wandert. In der ersten Zeit beruhigt sich der Bauch wieder, dann treten die Schmerzen erneut auf. Verzweifelt geht Frau B. wieder zu ihrer Ärztin. Die ist entsetzt über den Zustand der Patientin: Petra B. hat noch weiter abgenommen. Nun werden erneut Unersuchungen angeordnet. Auch eine Darmspiegelung wird gemacht. Der Befund lautet: Colitis ulcerosa, Frau B. hat eine chronische Darmentzündung. Sie wird mit den üblichen Medikamenten eingestellt (Entzündungshemmer Cortison). Aber dennoch muss sie Diät halten. Petra B. ist an ihrem Ende angekommen. Sie kann nicht glauben, dass sie den Rest ihres Lebens nun mit Cortison und strengsten Diätvorschriften verbringen soll. Und obendrein sind die Schmerzen trotz alldem nicht weg. Das kann es doch nicht sein. Sie begibt sich auf die Suche nach anderen Wegen.

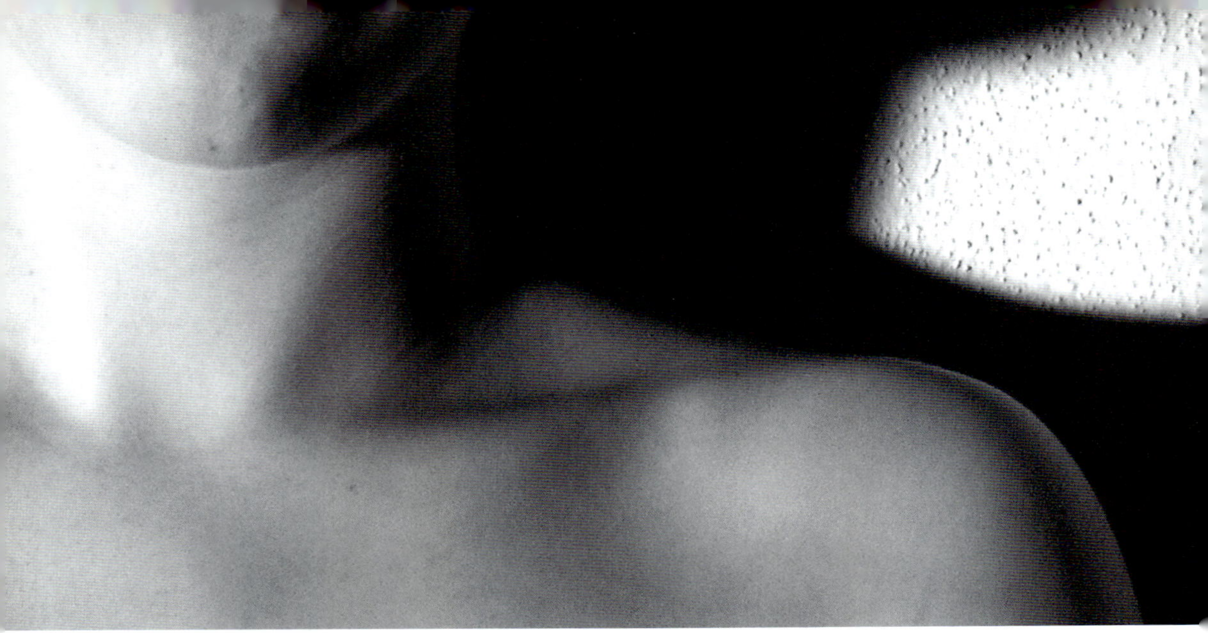

Kapitel 1 Der Hals – das empfindliche Nadelöhr des Körpers

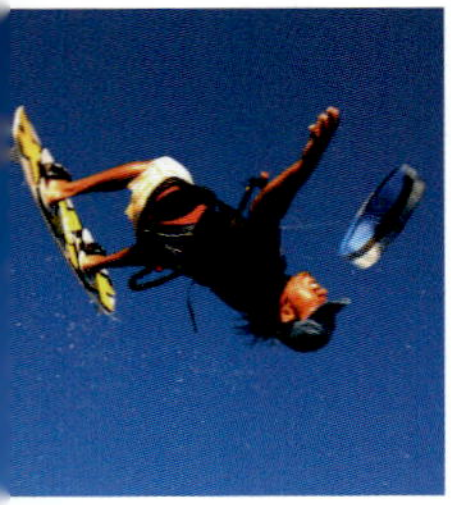

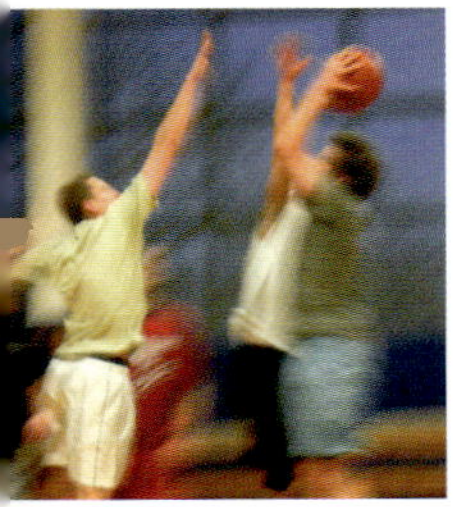

»Das sitzt mir im Nacken!«

»Halsbrecherisch«

»Den Hals wagen«

»Kopf und Kragen riskieren ...«

»Das bricht mir das Genick!«

»Waghalsig«

Der Volksmund bringt es auf den Punkt: Alle wissen, dass der Hals eine besondere Stelle am Körper ist. Er ist ein »Nadelöhr«. Alle Stränge, die den Kopf versorgen, müssen da durch. Und umgekehrt genauso: Alles was der Kopf dem Körper zu sagen hat, muss durch den Hals hinab. Und daran sehen wir schon, es sind die Blutbahnen und die Nerven, die hier wichtig sind. Sie müssen an dieser engen Stelle genug Platz haben. Wenn das nicht gegeben ist, dann klappt die Kommunikation zwischen Kopf und Körper nicht

richtig und das bekommt dem Menschen gar nicht gut. Auch Luft und Nahrung müssen durch den Hals hindurch, dafür liegt hier die Luft- und die Speiseröhre sowie die Kau- und Schluckmuskulatur. Die Stimme und das Sprechen mit der Zungenmuskulatur sind hier angesiedelt und auch die Schilddrüse hat vorne im Hals ihren Platz. Da kann es schon eng werden.

■ Auf der anderen Seite ist das »Nadelöhr Hals« eine sehr empfindliche Stelle des Körpers: Eine »Sollbruchstelle« könnte man fast sagen. Der Hals muss schmal und beweglich sein, damit der Mensch seine Wahrnehmungsorgane Augen, Ohren und Nase in alle Richtungen hindrehen kann. Der Kopf und der Rumpf sind viel massiger. Wenn, dann knickt der Körper am Hals zusammen. Bei einem Erwachsenen ist der Kopf bis zu sechs Kilogramm schwer, er kann bei Gewalteinwirkungen »schleudern« und dadurch Bewegungen machen, die in der Stärke und Ausrichtung für ihn so gar nicht vorgesehen sind. Ein unerwarteter, kräftiger Stoß kann ausreichend sein, dass der Körper und der Kopf im Halsbereich mehr klappen, als gesund ist. Bei Kindern und Säuglingen ist das Kopfgewicht zwar geringer, aber die stabilisierenden Muskeln und Bänder sind noch recht schwach. Zum Glück sind sie dafür elastischer als im Erwachsenenalter. Dennoch kann jegliche Knickbewegung auch einem jungen Nacken bedeutsamen Schaden zufügen!

■ Die Halswirbelsäule besteht aus zwei Teilen, die unterschiedlich aufgebaut sind: Die ersten beiden Wirbel, der Atlas und der Axis, bilden die Genickgelenke aus, sie unterscheiden sich von allen anderen Strukturen der Wirbelsäule. Die restlichen Halswirbel (3. bis 7.) sind im Aufbau den Wirbeln der übrigen Wirbelsäule gleich.

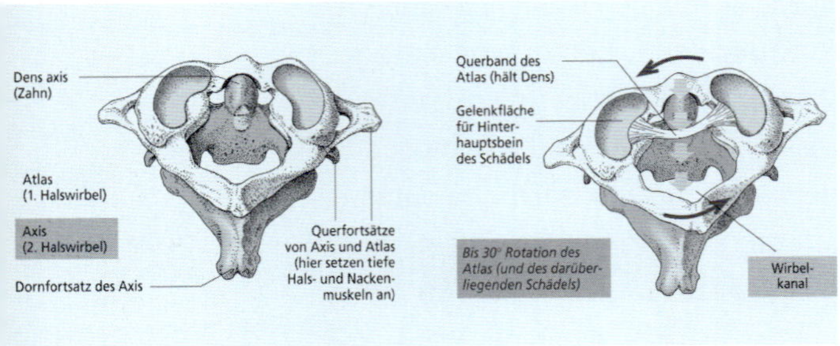

Ja und Nein

Wenn Sie nicken, benutzen Sie ausschließlich das erste Genickgelenk. Beim Kopfschütteln hingegen hält das erste Genickgelenk still und das zweite, zwischen Atlas und Axis liegende vollführt die Bewegung.

Der Atlas ist ein breiter knöcherner Ring mit zwei Gelenkflächen. Hier sitzt der Schädel auf, dazwischen entsteht das erste Halswirbelsäulen-Gelenk, das Nickgelenk (»Ja«-Gelenk). Es kann keine »Nein«-Kopfbewegung zulassen.

Der schmale ringförmige Axis liegt darunter und hat einen vorne in den Atlas hineinragenden Höcker (Mediziner sagen dazu: Dens axis). Dadurch entsteht das zweite Halswirbelsäulen-Gelenk, das Drehbewegungen möglich macht. Es ist das »Nein-Gelenk«. In diesem Gelenk sind dafür kaum Seit-, Vor- oder Rückwärtsbewegungen möglich, denn die seitlichen, wenig dehnbaren Bänder fixieren den Dens axis in seiner Position und lassen abweichende Bewegungen nicht zu.

Eine Bandscheibe existiert zwischen den beiden obersten Halswirbeln nicht, das heißt, die knöchernen Wirbel liegen dicht aufeinander, lediglich durch oberflächlichen Knorpel und Gelenkschmiere gegeneinander geschützt.

Die Gelenke zwischen den restlichen Halswirbeln sind in beide Richtungen beweglich und voneinander durch elastische Bandscheiben getrennt. So werden Stöße und Reibung zwischen den Wirbeln abgedämpft.

Durch alle Wirbel hindurch führt der Wirbelkanal. Er ist Durchgang für das Rückenmark, das wichtige Nervenleitungen enthält. Der Wirbelkanal bleibt unter normalen Bedingungen bei allen Bewegungen der Wirbelsäule frei.

Dasselbe gilt für die seitlich durch und an Atlas und Axis verlaufenden Arterien, die den Kopf versorgen. Sie bringen frisches Blut, z. B. in wichtige Hirnregionen (Kleinhirn, Hippocampus, Hirnstamm, Seh- und Hörzentren) oder in das Innenohr, und dürfen daher nicht beeinträchtigt werden. In der Region um Atlas und Axis liegen weiterhin viele wichtige Nervenstränge und Hirngebiete, auch diese werden durch normale Bewegungen nicht beeinflusst.

Da der Hals eine so sensible Stelle des Körpers ist, kann sich im Prinzip jeder noch so kleine Unfall auf das Genick auswirken. Der Nacken muss dabei gar nicht direkt betroffen sein. Es reicht etwa ein Ausrutschen beim Treppab-Gehen. Vielleicht hat unser »Unfallopfer« sogar noch die Hände nicht frei, um sich abstützen zu können. Ein Fuß rutscht von der Stufe, der zweite folgt und damit der ganze Mensch, und er fällt auf den Allerwertesten! Aber das ist nicht alles. In dem Moment, wenn der Körper unsanft aufschlägt, setzt sich die Kraft des Sturzes durch den ganzen Körper nach oben fort. Deutlich wird das daran, dass sich

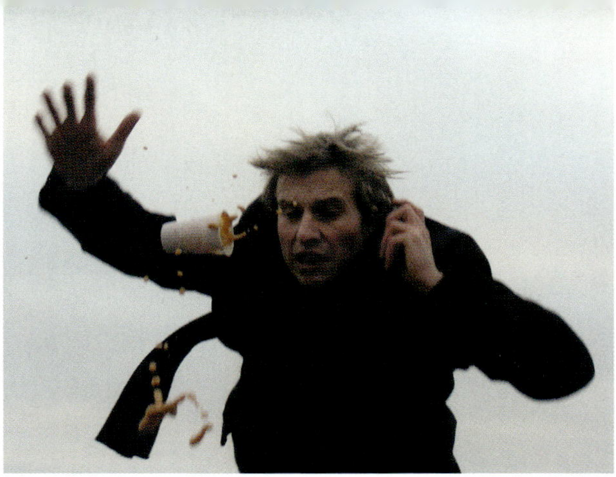

viele so Verunfallte beim Sturz unwillkürlich auf die Zunge beißen. Oder der Unterkiefer schlägt heftig gegen den Oberkiefer, dabei kann Blut fließen und es kann Zähne kosten. Die ganze Wucht des Aufpralls auf die Treppe kommt im Kopf an und das heißt: Sie kommt auch in den Genickgelenken an! Und die sind einerseits nicht durch weiche Bandscheiben geschützt und andererseits kann die Kopfbewegung durch die Kraft des Sturzes so heftig sein, dass sich die Genickgelenke weiter bewegen, als sie es von Natur aus tun sollten. Und das kann zu kleinen oder auch größeren Rissen in den stabilisierenden Flügelbändern am Axis führen und Schäden der übrigen Bänder, der Gelenkknorpel oder Verreißen der umliegenden, stabilisierenden Muskulatur auslösen. Die Halswirbelsäule wird instabil.

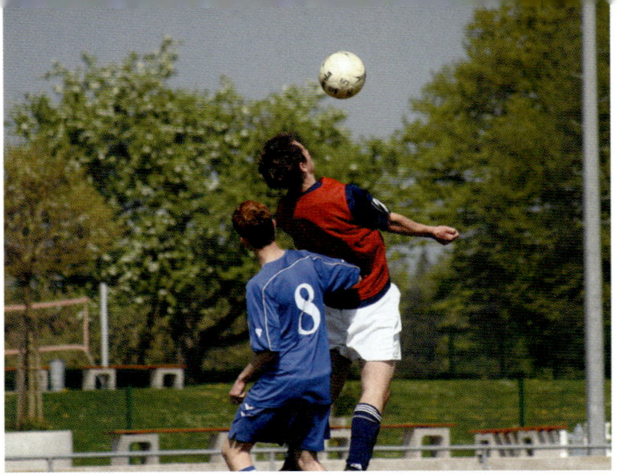

Der hier beschriebene Hergang ist keine Seltenheit, sondern ein häufig vorkommender Unfall des Alltags! Und danach geht man selten zum Arzt. Ebenso nach vielen anderen »kleinen« Unfällen: Das Baby fällt vom Wickeltisch, das Schulkind vom Klettergerüst, das Kleinkind zieht ein schweres Buch aus dem Regal, das auf seinem Kopf landet, man rutscht auf den nassen Fliesen im Badezimmer aus, und ... und ... und ... Die Liste kann fast unendlich lang fortgeführt werden. Und natürlich gehören Sportunfälle beim Mannschaftssport, Ski- und Snowboardfahren, beim Reiten, in der Leichtathletik und vieles mehr ebenfalls auf diese Liste, alle wirken auch auf die Genickgelenke.

Laut Mikrozensus von 2003 (Statistisches Bundesamt, www.destatis.de) gab es bei 0,7 % der befragten Deutschen, die Angaben zu ihrer Gesundheit gemacht hatten, Unfälle mit Krankheitsfolgen. Legt man diesen Wert an, so sind das – bei einer Bevölkerungszahl von ca. 82.500.000 Personen – 577.500 Menschen, die statistisch im Jahr 2003 durch Unfälle krank waren. Alle Unfälle, die nicht direkt ein Kranksein nach sich zogen, sind da nicht mitgerechnet.

Oder anders: Bei einer Befragung von deutschen Krankenhäusern gaben 516 Kliniken an, dass sie jährlich insgesamt ca. 84.000 Patienten wegen »Schleudertraumen« nach einem Pkw-Crash behandeln. Aber der Pkw-Unfall ist ja nur eine Möglichkeit, das Genickgelenk im Hals zu schädigen. Wie viele Menschen sind das, wenn die Patientenzahlen aller Kliniken in Deutschland einbezogen wären? Nun kann man durch vorsichtiges Hochrechnen der Zahlen abschätzen, wie viele Menschen vermutlich schon Schäden im Genickgelenk haben. Wir sind sozusagen eine Nation der Halswirbelsäulengeschädigten! Oder

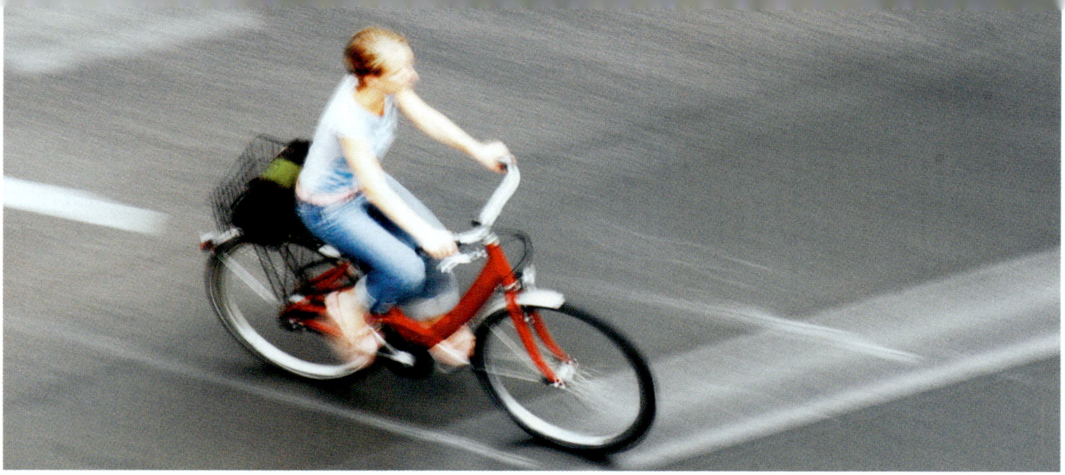

hatten Sie noch nie einen »Knacks« im Nacken? Denken Sie mal darüber nach… Ist Ihnen mal etwas Schweres auf den Kopf gefallen? Hatten Sie einen Fahrradunfall oder reiten Sie? Sind Sie beim Sport böse gefoult worden oder haben einen Ball an den Kopf bekommen? Spielen Sie Fußball und vollführen dabei Kopfbälle? Und noch eine oft vernachlässigte Möglichkeit für einen »Knacks« im Genick gibt es: Operationen in Vollnarkose. Der Kopf des Patienten wird dabei nach hinten gebogen und das Genick unnatürlich stark gedehnt. Wenn dann schon kleine Vorschäden da sind, kann eine Operation sogar Auslöser für massive Symptome sein.

■ Petra B. vom Anfang dieses Buches ist auch ein Beispiel dafür, dass an ihrem Hals etwas nicht mehr stimmt. Die vielen kleinen Unfälle in ihrer Kindheit und Jugend haben auch auf die »Schwachstelle Genick« gewirkt und sie geschädigt. Da war der Schwimmunfall nur noch der letzte Tropfen in ein schon fast volles Fass. Nun läuft in ihrem Hals etwas schief und die Auswirkungen auf ihren Körper sind unübersehbar.

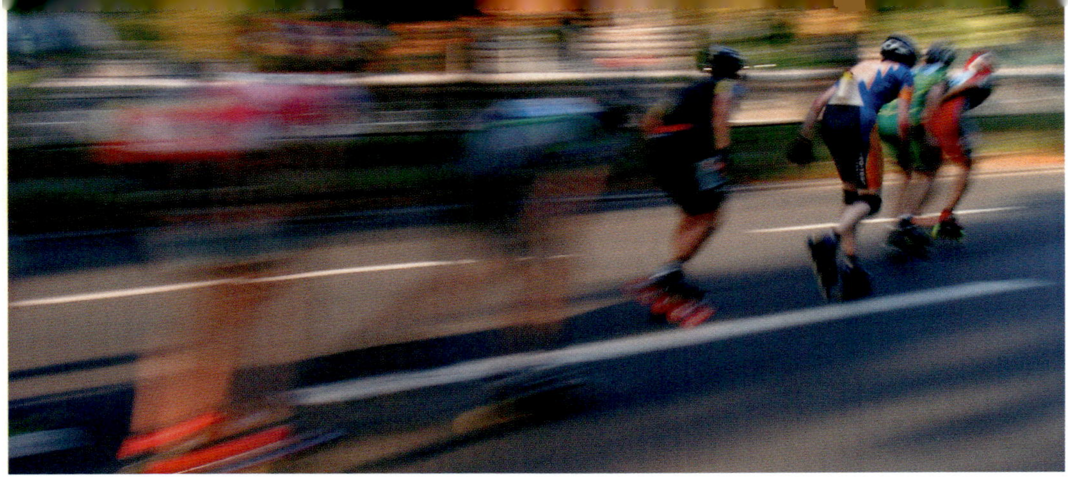

Mögliche Gewalteinwirkungen, die zu Schäden der Halswirbelsäule führen können:

- Unfälle mit dem Pkw – insbesondere die Auffahrunfälle, da der Kopf oft zur Seite gedreht wird, um die Vorfahrt zu achten, und die Kraft gleichzeitig von hinten wirkt.
- Ballsportarten, wenn der Kopf unerwartet von einem Ball getroffen wird, aber auch beabsichtigte Kopfbälle bei Fußballern.
- Kraftvolle, unerwartete Stöße (beim Sport angerempelt zu werden, Schubsen auf dem Schulhof, angefahren zu werden o. Ä.).
- Stürze, bei Kindern vom Wickeltisch, Klettergerüst oder auf Treppen etc., aber auch im Jugend- und Erwachsenenalter, besonders auch Stürze auf das Steißbein, die sich in den Nacken fortsetzen. Hier ist das Inlineskaten sowie das Ski- oder Eislaufen besonders hervorzuheben, da die Stürze häufig auf dem »Hosenboden« enden, aber auch der Reitsport bringt viele Verletzte hervor.
- Schweres und plötzliches Heben (»Verheben«), vor allem bei Menschen, die körperlich schwer arbeiten, z. B. auf dem Bau, in Pflegeberufen oder in der Landwirtschaft.
- Gegenstände, die auf den Kopf fallen oder gar in den Nacken fliegen (Frisbee, Bumerang, Drachen etc.).
- Vollnarkosen.

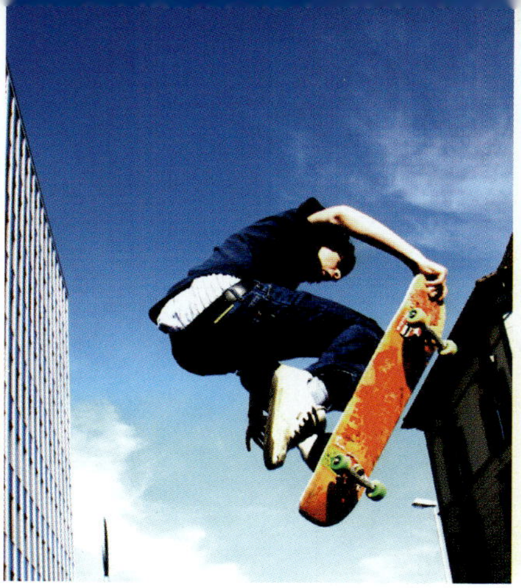

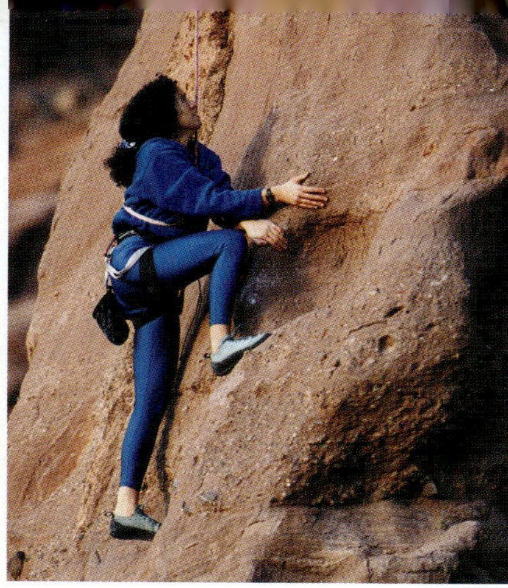

Die Liste kann je nach Fantasie noch weiter verlängert werden. Fragen Sie mal innerlich Ihren Nacken, vielleicht können Sie sich ja auch ein paar Situationen vorstellen, die die Halsregion belasten?

Auch häufige kleine Belastungen können langfristig Schäden verursachen, insbesondere, wenn schon Vorschädigungen, z. B. aus der Kindheit, bestehen und die Nackenmuskulatur nur schwach ausgebildet ist, so z. B. das ständige, falsche Sitzen am Monitor, womöglich mit aufgestütztem Kopf oder die immer wiederkehrende Kopfdrehung der Verkäuferin an der Kasse.

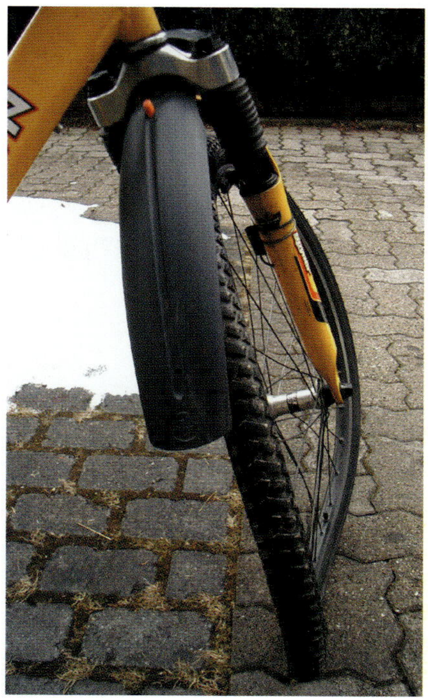

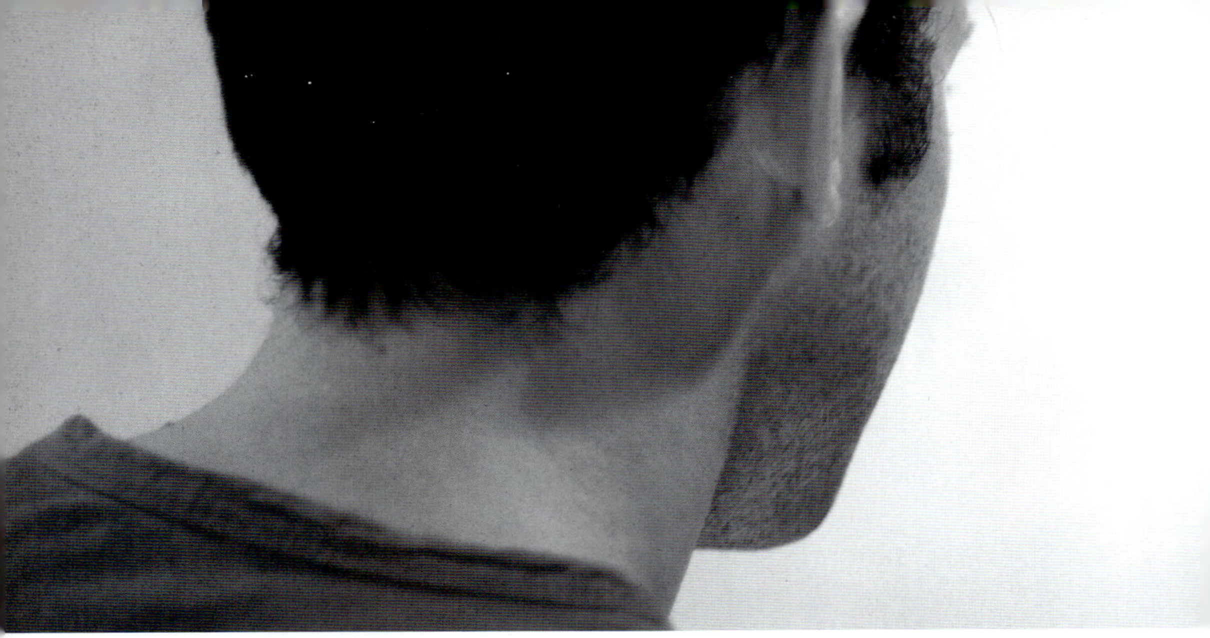

Kapitel 2

Was passiert, wenn es den Nacken erwischt?

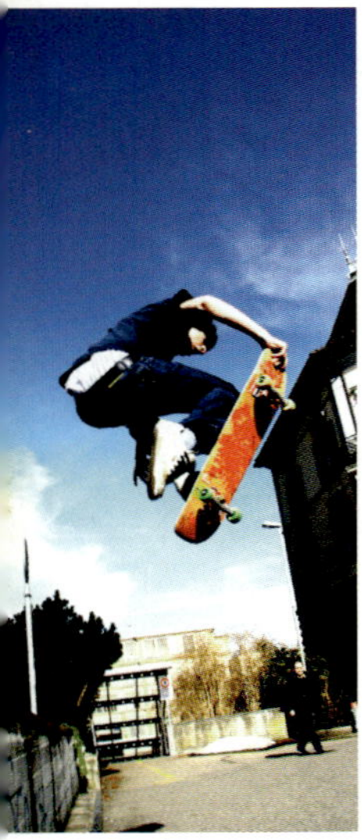

Was passiert im Hals, wenn er bei einem Unfall überstreckt wurde, wenn bei einem Sturz der Nacken seinen »Schlag« abbekommen hat?

Dann kann es dazu kommen, dass eben nicht mehr alle Bewegungen »im Rahmen« bleiben. Die Bänder, die an den beiden oberen Wirbeln ansetzen und diese in ihren Bewegungen stabilisieren sollen, sind überdehnt und haben an Festigkeit eingebüßt. Atlas und Axis arbeiten daher nicht mehr exakt miteinander, der »Dens axis« beginnt zu tanzen und bleibt nicht dort, wo er hingehört. Die Konsequenz? All die wichtigen Blutbahnen und Nervenstränge und die benachbarten Regionen des Gehirns können durch unnatürliche Bewegungen der Wirbel gedrückt oder gerieben werden. Im schlimmsten Fall werden sie dabei abgeklemmt, was zum Tod des Patienten führen kann, wenn es dauerhaft geschieht. Geschieht es nur kurzzeitig, zum Beispiel nur bei bestimmten Bewegungen des Kopfes, dann kann es immer danach zum Beispiel zu Schwindel, Übelkeit, Taubheitsempfindungen, Sehprobleme oder Schwarz-werden-vor-Augen kommen. Durch wiederholtes Gegenstoßen an die Nerven können diese ständig gereizt sein, es kommt zu Entzündungen in dieser Region mit vielen negativen Auswirkungen.

- Auch die knöchernen Strukturen können an falschen Stellen aneinander reiben und gehen langsam aber sicher dadurch kaputt. Schmerzen und Versteifungen sind hier die Folge.

- In den nächsten Kapiteln erfahren Sie mehr über die Folgen von Halswirbeln, die nicht mehr exakt miteinander arbeiten – die Folgen der instabilen Halswirbelsäule.

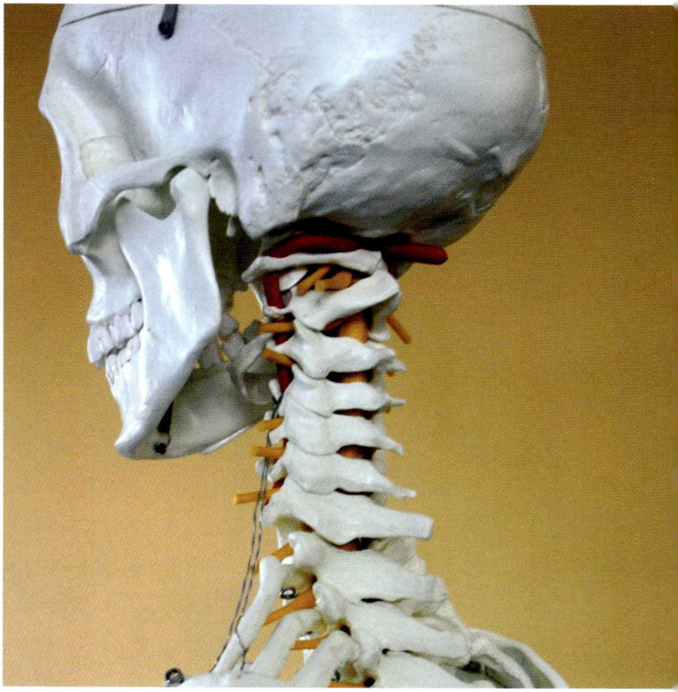

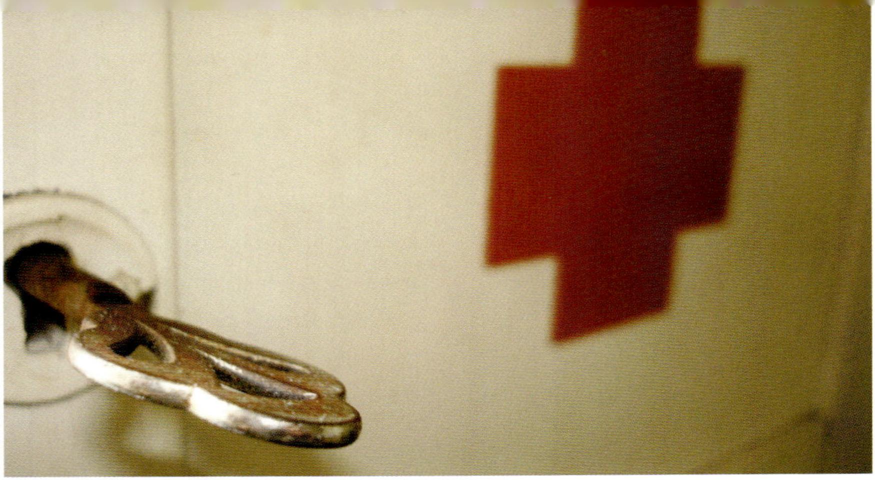

2.1 *Was kann ich selbst sofort und später tun?*

Das Erste nach einem Unfall ist immer die Erste Hilfe und die Schadensbegrenzung: Wo sind Schmerzen? Gibt es eine Blutung, die gestillt werden muss? Gibt es eine Schwellung? Lassen sich alle Glieder frei bewegen? Der Schreck scheint oft das größte Problem zu sein. Oder alle konzentrieren sich nur auf den verdreht und schlapp daliegenden Arm, aber niemand bedenkt die Auswirkungen auf den Nacken! Sind akute starke Schmerzen da, ist sofort ein Arzt aufzusuchen. Auch wenn die Schmerzen und Beschwerden später eintreten oder sich deutlich verschlimmern, sind sie immer ernst zu nehmen und auch Stunden nach einem Unfall ist es sinnvoll, einen Mediziner zu Rate zu ziehen. Gehen Sie, wenn es möglich ist, zuerst zu Ihrem Hausarzt, der ihr Vertrauen genießt. Er wird Sie ggf. an kompetente Fachkollegen oder das nächste gute Krankenhaus überweisen.

Sie sind aber auch noch gefragt: Machen Sie Ihre Beobachtungen. Schreiben Sie sich den Unfallhergang auf. Fragen Sie andere, die Ihren Unfall beobachtet haben, wie der Verlauf genau war. Dies kann später eventuell Hinweise liefern, die Ihrem Therapeuten und Ihnen weiterhelfen können. Und beobachten Sie sich: Welche Schmerzen und Symptome treten wann auf? Treten bestimmte Symptome bei bestimmten Bewegungen auf? Stellen Sie Veränderungen an sich fest?

Beobachten Sie sich auch noch Wochen nach dem Unfall: Haben Sie

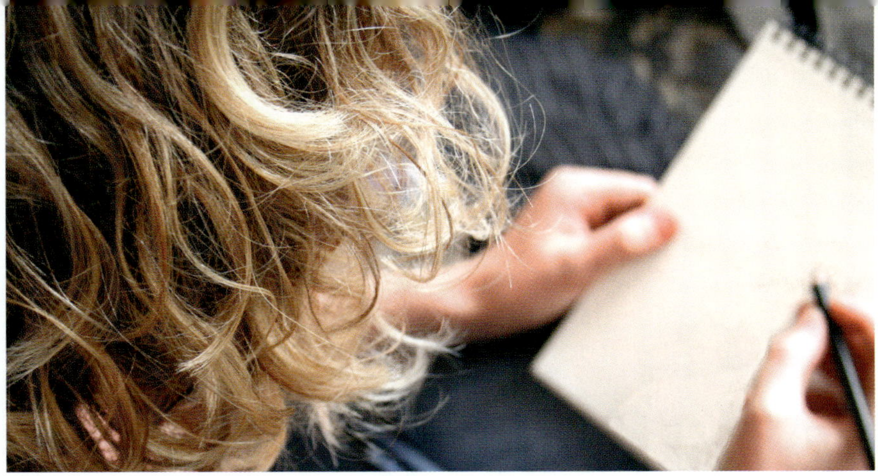

häufiger Kopfschmerzen als vorher? Treten immer wieder taube Arme oder Hände auf? Sehen Sie manchmal unscharf oder verschleiert? Ist Ihnen häufiger schwindelig oder übel als früher? Schlafen Sie schlechter? Schwillt Ihre Nase nachts zu? Sind bestimmte Gerüche plötzlich für Sie unangenehm oder gar nicht erträglich?

■ Diese und andere Veränderungen sollten Sie zu Ihrem Arzt oder Heilpraktiker treiben, denn vermutlich liegen Störungen vor, die mit einer Schädigung Ihrer Halswirbelsäule in Verbindung stehen. Seien Sie hartnäckig und verlangen Sie, dass man Ihnen zuhört. Wenn Ihr Arzt Sie nicht ernst nimmt, wechseln Sie ihn, suchen Sie sich jemanden, der Ihre Beschwerden erfolgreich behandelt.

■ Dies gilt auch, wenn bei Ihnen der akute Fall schon länger zurückliegt. Lesen Sie dieses Buch sorgfältig bis zum Ende, notieren Sie sich Ihre Beschwerden und Ihre Symptome, die sich nach dem Unfall entwickelt haben, und gehen Sie damit zu Ihrem Therapeuten. ***Machen Sie jedoch keinesfalls eine Therapie ohne fachkundigen Beistand, denn Sie könnten sich noch mehr Schaden zufügen als selbst helfen.***

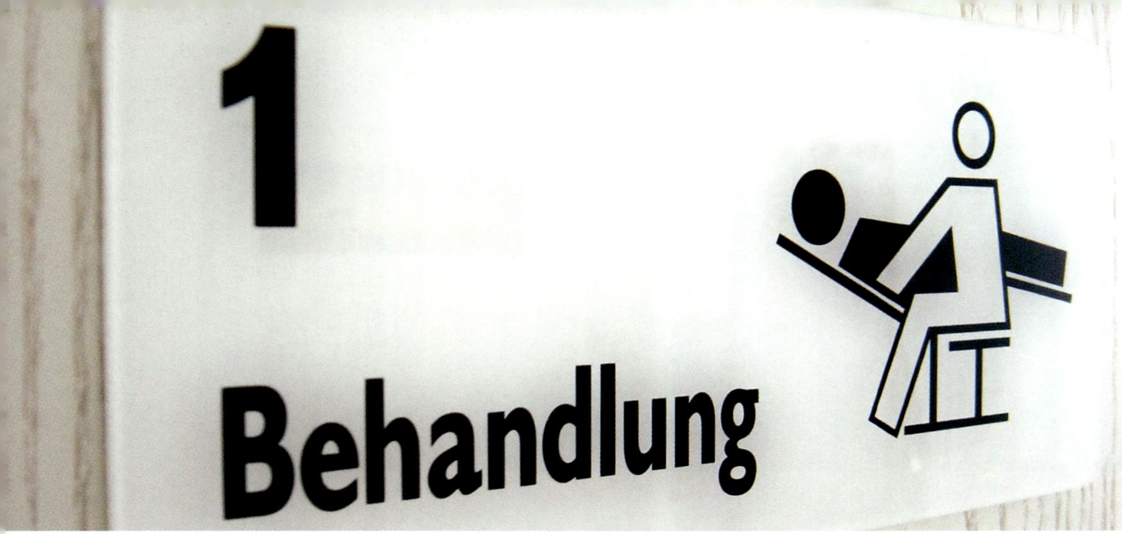

2.2 Was tut der Schulmediziner im akuten Fall?

Jeder weiß, nach einem Pkw-Auffahrunfall muss man zum Arzt und bekommt meist eine »Halskrause« verpasst. Dies ist in diesem oder auch in anderen akuten Fällen eine sinnvolle und hilfreiche Maßnahme. Wird doch der beim Unfall stark belasteten Halsregion Ruhe gegönnt. Aber auf Dauer ist es eben keine Lösung, denn »Halskrausen« sind nicht als Therapie, sondern eher als Nicht-Therapie anzusehen. Schonung so lange, bis eine Therapie möglich ist. In etwa der Hälfte der Fälle wird zusätzlich Physiotherapie verschrieben, bis zu der von den Krankenkassen erlaubten Anzahl an Terminen. Dann ist die Schulmedizin am Ende.

Manche Unfallmediziner sind der Ansicht, dass eine »Halskrause« überhaupt nicht verordnet werden sollte, da der Schaden stets innerhalb weniger Wochen von allein ausheilen würde. Welch ein Irrtum! Noch schlimmer ist, dass bei vielen Notfallärzten sogar der Grundsatz gilt, dass Patienten nicht den Eindruck bekommen dürfen, sie hätten eine ernste Erkrankung. Der Patient könnte dann ja meinen, er müsse krankgeschrieben werden. Und das gilt es zu verhindern, denn es belastet das Budget der Krankenkassen und ist schlecht für die Wirtschaft. Dass die Langzeitfolgen noch viel dramatischer sind, war bisher unbekannt. Hier muss im Sinne der Patienten ein Umdenken in der Schulmedizin erfolgen!

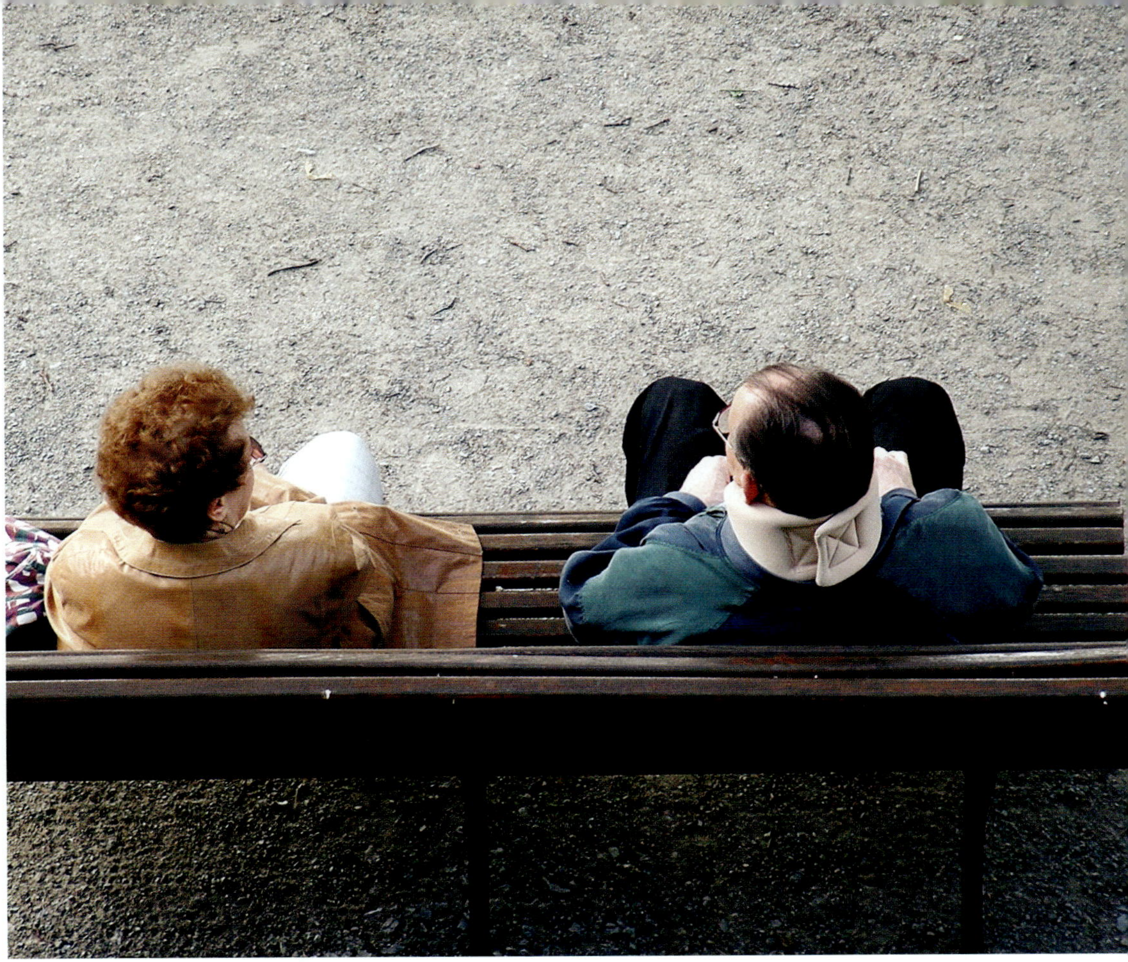

■ Vielleicht wäre es für Petra B. auch von Vorteil gewesen, direkt nach ihrem Schwimmunfall einen Arzt aufzusuchen. Die Halsmanschette hätte das Genick etwas geschont und vielleicht hätte sie Glück gehabt und wäre auf einen Therapeuten oder Krankengymnasten gestoßen, der Erfahrung mit den Langzeitauswirkungen solcher Unfälle hat.

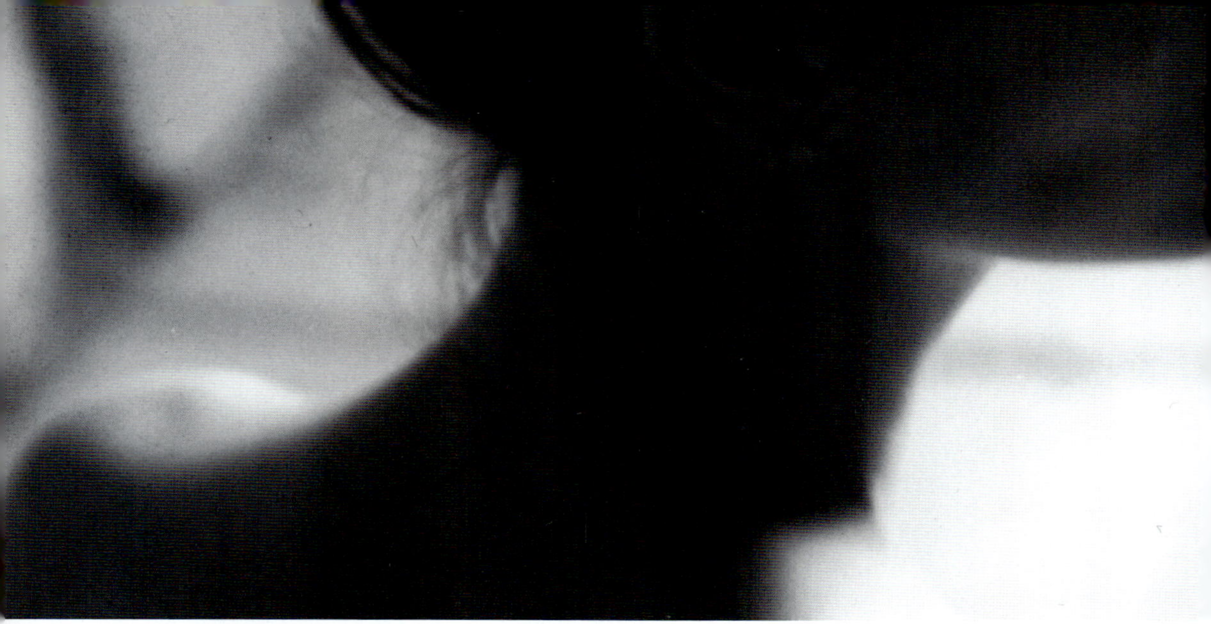

Kapitel 3

Nun ist der Nacken »angeknackst«

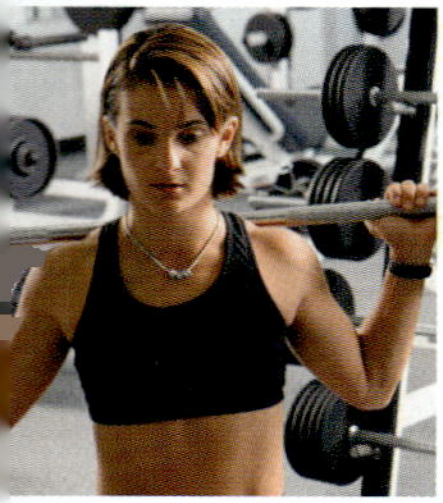

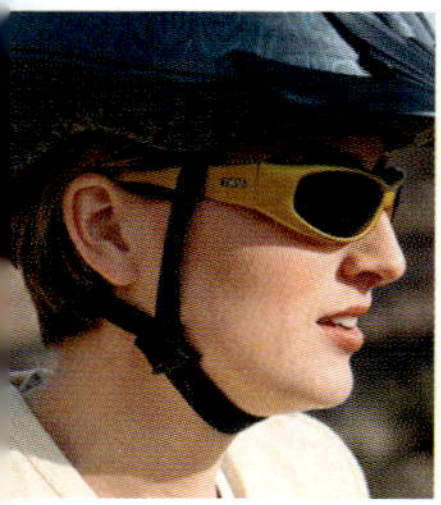

Es gibt mehrere Möglichkeiten, wie eine instabile Halswirbelsäule auf die Gesundheit wirken kann.

Zuerst einmal – wie schon beschrieben – rein mechanisch durch die sich falsch gegeneinander bewegenden Halswirbel. Die Wirbel können auf umliegende Nerven oder Blutgefäße drücken, an diesen reiben und sie damit in ihrer Arbeit beeinträchtigen, das heißt zum Beispiel Sinneseindrücke liefern, die unvollständig oder falsch sind. Aber die Folgen gehen noch weit über diese mechanischen Auswirkungen hinaus.

Fällt sie aus, sind auf lange Sicht Krankheiten des Gehirns, zum Beispiel Alzheimer oder Parkinson, Tür und Tor geöffnet.

■ Da gilt natürlich: Je früher die Fehlstellungen erkannt werden und richtig gegengesteuert wird, desto mehr Gesundheit kann erhalten werden.

■ Durch häufige falsche Reize der Nerven im Halsbereich werden im Körper Signale erzeugt, die Stoffwechselwege beeinflussen und Abläufe in Gang setzen, die nicht mehr zu stoppen sind. Denn der auslösende Reiz tritt ja immer wieder auf, wenn der angeknackste Hals bewegt wird. Schließlich können diese Abläufe richtig zerstörerisch werden und zu chronischen Krankheiten führen.

■ Weiterhin kann ein instabiler Nacken die Blut-Hirn-Schranke schädigen. Sie ist verantwortlich dafür, dass keine giftigen Stoffe aus dem Blut in unser Gehirn übergehen können. So schützt sie das Gehirn vor Schaden.

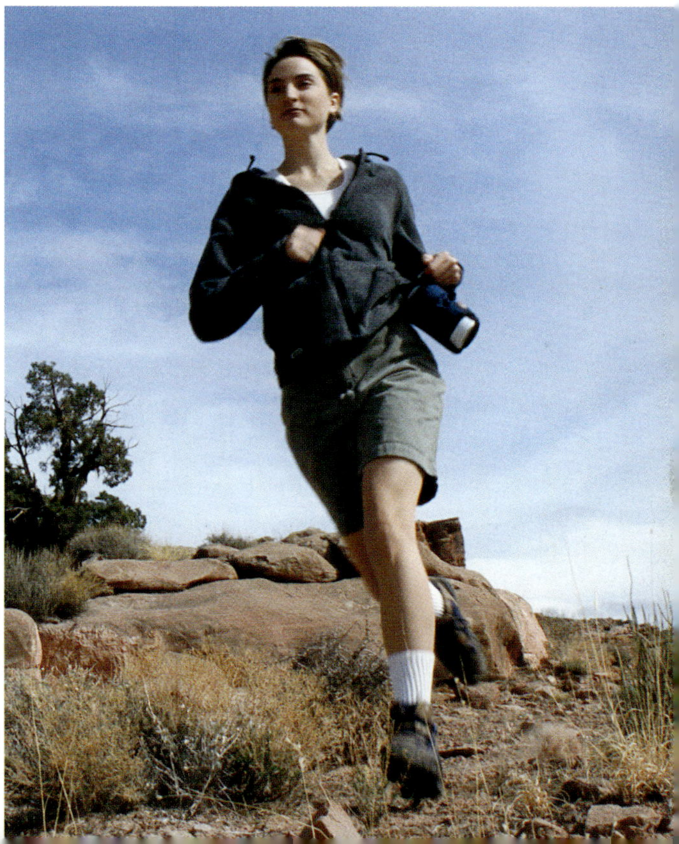

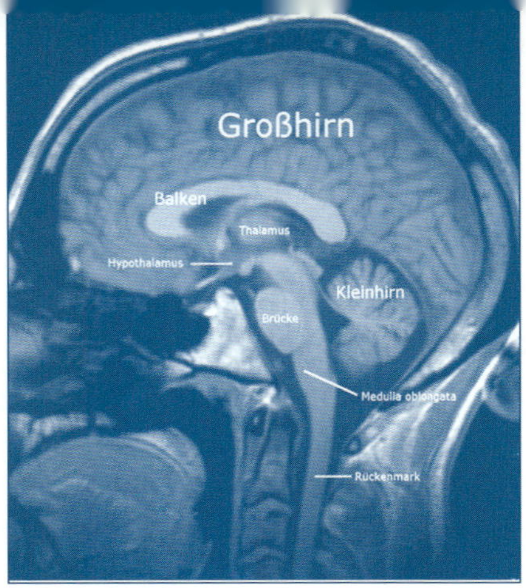

3.1 Die reizbaren Hirnnerven und die wichtigen Blutgefäße

Wenn die oberen Halswirbel durch überdehnte Haltebänder ihre eigentliche Position verlassen können, dann treffen sie unter anderem auf die Hirnnerven. Diese Nerven haben klar umrissene Funktionen und Bereiche, für die sie zuständig sind. Werden sie auf diese Weise irregulär und wiederholt durch die Halswirbel gereizt, kann es zu entsprechenden Missempfindungen kommen.

Zum Beispiel kann eine solch irreguläre Reizung des *N. olfactorius* zu gesteigerter Überempfindlichkeit gegen Gerüche führen, sogar mit Folgen für den ganzen Körper wie Müdigkeit, Muskelschwäche bis hin zu Bauch-

***Die Hirnnerven und ihre Zuständigkeiten** (N. = Nervus)*

N. olfactorius
Riechen

N. opticus
Sehen

N. oculomotorius, N. trochlearis, N. abducens
Bewegung des Augapfels und der Pupille

N. trigeminus
Empfindlichkeit des Gesichtes

N. facialis
Mimik und Tränendrüse

N. hypoglossis
Bewegung der Zunge

N. vestibulocochlearis (= statoacusticus)
Gleichgewichtssinn und Hören

N. glossopharyngeus
Schlucken

N. vagus
Stimme und Eingeweide inkl. Herz

N. accessorius
Drehung des Kopfes, Heben der Schultern

blähungen. Der Geruchssinn kann falsche Gerüche melden oder ganz verloren gehen.

■ Entsprechende Ausfälle treten bei Beeinträchtigungen der Hirnnerven auf, die für das Sehen und die Bewegungen des Auges und der Pupille zuständig sind: Die Betroffenen sehen Schleier, schwarze Punkte, in bestimmten Bereichen gar nichts oder doppelt. Oder sie sind besonders empfindlich bei stärkerem Licht, sehen Farben schwächer als früher oder verlieren beim Lesen häufig die Zeilen.

■ Reizungen des *N. trigeminus* kennen viele durch Zugluft: die Trigeminusneuralgien. Diese können auch ihre Ursache in der instabilen Halswirbelsäule haben zusammen mit einer erhöhten Zugluft-Empfindlichkeit im Gesicht (mehr links als rechts). Auch das nächtliche Zuschwellen der Nasenwege durch verstärkte Durchblutung der Nasenschleimhaut, Migräne, Kopfschmerzen (auch durch heiße oder kalte Getränke oder Speisen ausgelöst), morgendliche Augenrötung, Nasennebenhöhlenentzündungen sowie Zahn- und Zahnfleischentzündungen, Schmerzen

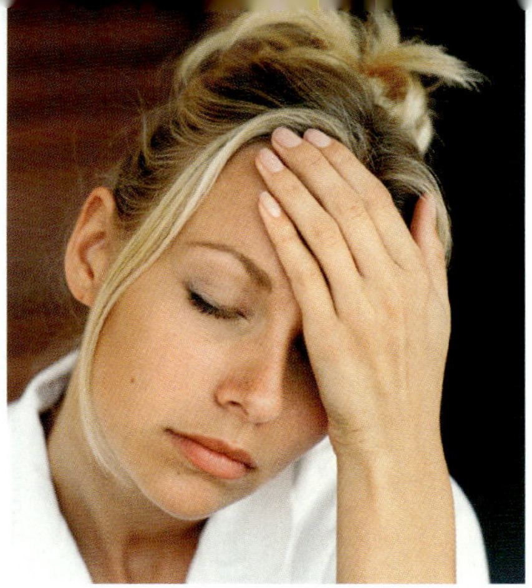

im Kiefergelenk beim Kauen und Nasenbluten gehören hierher.

■ Trockene Augen, Nase oder Mund, Geschmacksstörungen, -verlust oder falsches Geschmacksempfinden (am häufigsten Metallgeschmack) können auf Reizungen des *N. facialis* zurückgehen. Eine gesteigerte Lärmempfindlichkeit, Jucken oder ein Ekzem im Gehörgang, vor allem links, sowie Schmerzempfindlichkeit der Kopfhaut mehr links als rechts und Lähmungen im Gesicht deuten auf diesen Hirnnerv hin.

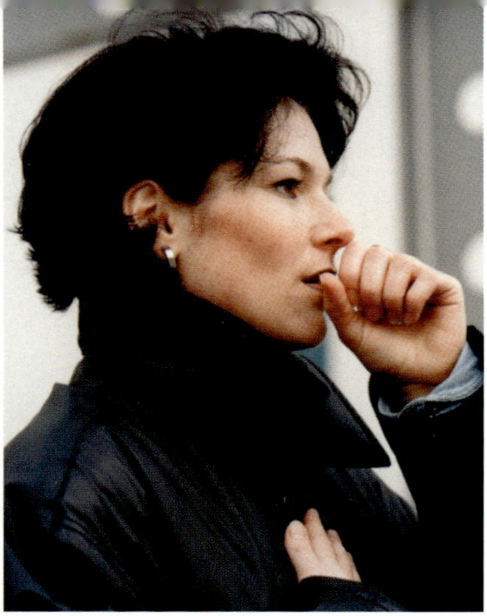

■ Geschmacksstörungen in Verbindung mit einer schweren Zunge, die beim Sprechen behindert, sowie Zungenbrennen oder Zungenbisse beim Essen weisen auf den *N. hypoglossis* hin.

■ Symptome eines übermäßig gereizten *N. vestibulocochlearis* sind Schwerhörigkeit bis hin zur Taubheit, Schwindel, Anstoß-, Stolper- und Sturzneigung, Gleichgewichtsstörungen, ein torkelndes Gangbild, evtl. mit versehentlichem Anrempeln von Passanten. Das Radfahren auf geschlängelten Pfaden wird zum Problem, ebenso besteht eine hohe Sturzgefahr bei Dunkelheit oder bei geschlossenen Augen, da die Korrektur des gestörten Gleichgewichtssinns durch das Sehen fehlt.

■ Den Reizungen des *N. glossopharyngeus* durch eine instabile Halswirbelsäule sind Rachenentzündungen zuzuordnen, ebenso Schluckstörungen, häufiges Verschlucken »in die falsche Kehle«, das Essen wird nicht weitertransportiert, Speiseröhren- oder Schlundkrämpfe, wenn nur langsames Essen möglich oder gleichzeitiges Essen und Reden unmöglich ist, ein Hinweis ist auch eine besonders empfindliche Mund- und Rachenschleimhaut gegenüber fruchtsäurehaltigem Obst.

■ Übermäßige Reizungen des *N. vagus* zeigen sich in häufiger morgendlicher Heiserkeit oder belegter Stimme mit Hüstel- und Räusperzwang sowie Stimmversagen bei längerem Reden oder Singen. Wenn Sie öfter darunter leiden, lassen Sie unbedingt Ihren Kehlkopf von einem Facharzt untersuchen! Häufiges Husten nachts kann durch Reizungen des *N. vagus* ausgelöst werden, denn er verursacht eine verstärkte Schleimproduktion und Krämpfe in den Bronchien. Auch wenn Sie tagsüber oder nachts häufig (bis zu zehnmal innerhalb weniger Stunden am Vormittag) Ihre Blase entleeren

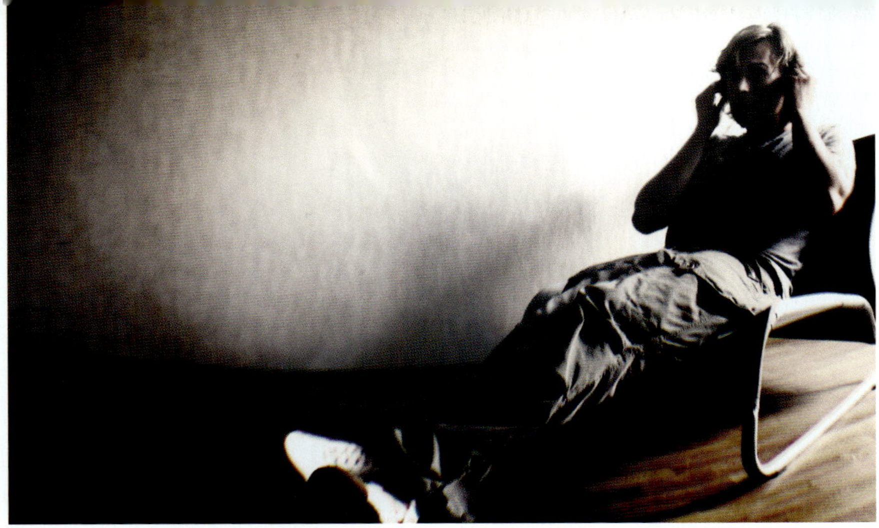

müssen oder Sie das Gefühl dazu haben, jedoch nicht können (Harnsperre). Ebenso haben Unregelmäßigkeiten beim Stuhlgang wie »sofort auf Toilette zu müssen« oder häufiger Durchfall, starkes und plötzlich auftretendes Schwitzen und extrem niedriger Blutdruck ihre Ursache oft in der unkontrollierten Reizung dieses Hirnnervs.

■ Hingegen weisen vor allem morgens auftretende Schulter- und Nackenschmerzen, Schmerzen beim oder nach dem Heben und Tragen schwerer Gegenstände auf Reizungen des *N. accessorius* hin.

■ Und wenn Blutgefäße eingeklemmt werden? In den meisten Fällen kommt es nicht zu einem lebensgefährlichen Verschluss der Gefäße, also nicht zu einer kompletten Nicht-Versorgung von Gehirnteilen. Aber die optimale Versorgung mit allen lebenswichtigen Stoffen, die das Blut in das Hirn zu transportieren hat, wird nicht mehr erreicht. Das Gehirn leidet Mangel. Mangel an Sauerstoff, Mangel an Nährstoffen.

■ Petra B. zeigte auch einige eindeutige Anzeichen übermäßiger Reizung von Hirnnerven, jedoch nahm sie diese nicht ernst, sie dachte, dass es eben so sei, wenn »man älter wird«.

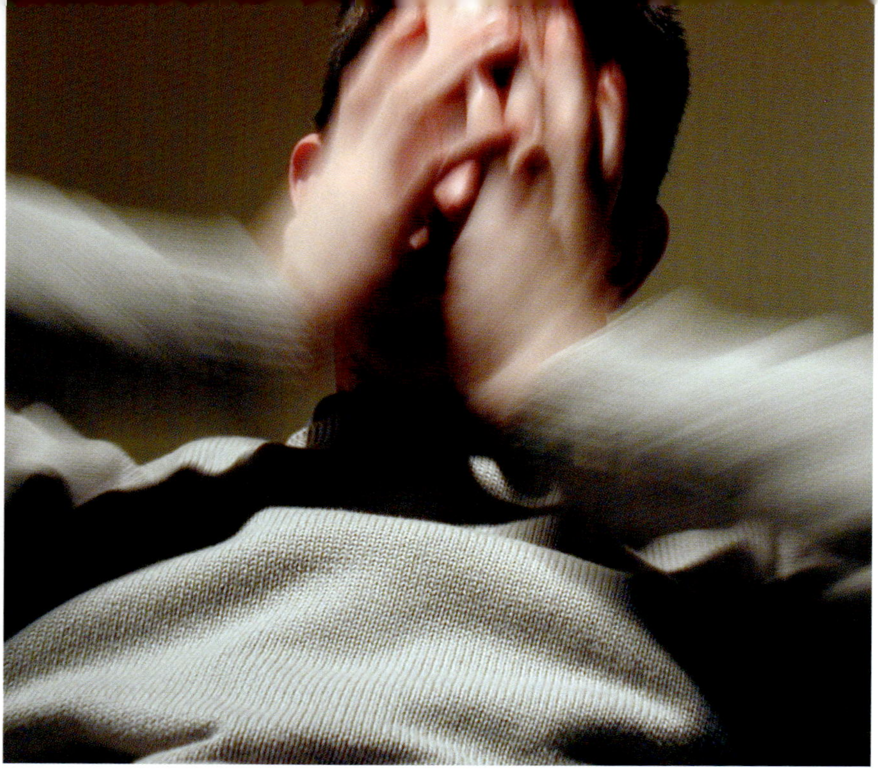

Mangel an Signalstoffen. Das Gehirn kann nicht mehr ordentlich arbeiten. Die Folgen sind für den Betroffenen deutlich zu spüren: Konzentrationsstörungen, Müdigkeit, Wahrnehmungsausfälle (nicht mehr zu wissen, wie man an den Ort gekommen ist, wo man nun steht, ob man bestimmte Handlungen ausgeführt hat oder nicht) gar bis hin zur Ohnmacht.

■ Das Gehirn reagiert auf diese Unterversorgung mit der Bildung aggressiver Stoffe (Peroxide), die im Normalfall für eine Reparatur der entstandenen Schäden sorgen sollen. Aber leider kommen bei einer geschädigten Halswirbelsäule die Mangelsituationen immer wieder vor. Die Reparatur ist nicht möglich, denn der immer wiederkehrende Ausstoß aggressiver Substanzen im Hirn sorgt für weitere und bleibende Schäden. So können Alzheimer und Co. ihren Anfang nehmen!

3.2 Unsympathischer Sympathicus

■ Auch der Sympathicus kann – obwohl sein Name anderes vermuten lässt – unangenehme Wirkungen haben, wenn er über eine instabile Halswirbelsäule gereizt wird. Normalerweise ist der Sympathicus für alles das zuständig, was wir vor vielen Jahren zum Leben in der Wildnis für »Flucht« benötigt haben: Das Herz rast, der Atem geht schneller, der Blutdruck steigt, die Durchblutung der Muskeln nimmt zu, die der Haut und der Organe wird dagegen geringer, die Haare stellen sich auf (Frieren), dennoch schwitzen wir, und nicht zuletzt wird die Arbeit und die Bewegung von Magen und Darm heruntergefahren. Alle diese Symptome kennen wir von unseren heutigen Stress-Situationen, in denen wir aber leider meist nicht weglaufen können: Der Schweiß rinnt am Körper herab, der Mensch wird blass und sein Herz schlägt bis zum Hals. Dauert der Stress länger, bekommen wir Probleme mit der Verdauung. Das Essen liegt

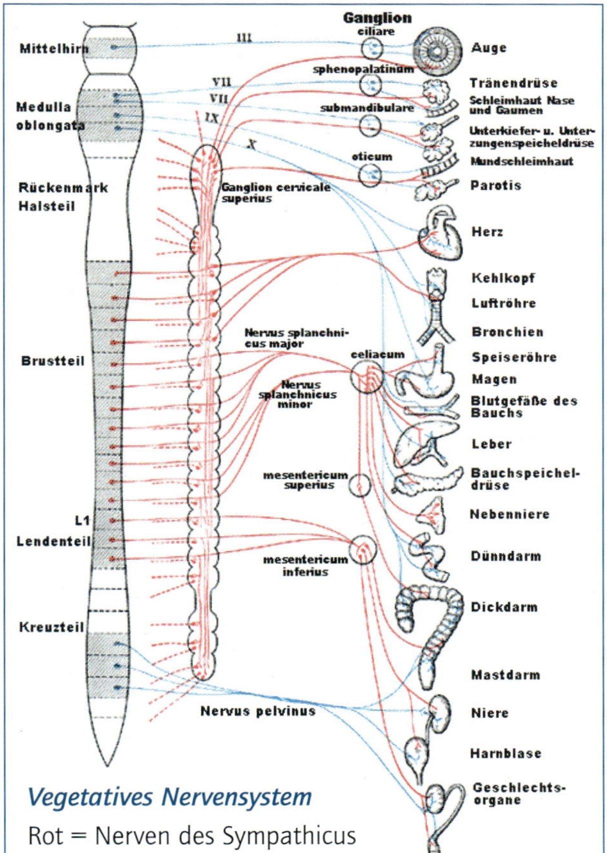

Vegetatives Nervensystem

Rot = Nerven des Sympathicus

Der Sympathicus

Der Sympathicus ist ein Nervengeflecht, das auf beiden Seiten der Halswirbelsäule hinabzieht und mit Nerven im ganzen Körper zu einem Netz verbunden ist. Auf diese Weise wirkt seine Reizung auf den gesamten Körper mit allen Organen wie Herz, Magen, Darm, Muskeln und vieles mehr.

Haben Sie einen Verdacht?
Viele Symptome kennen Sie nun schon, wie sieht es bei Ihnen aus? Finden Sie sich hier und da wieder in der langen Liste der Beschreibungen, was die falsch gereizten Hirnnerven in Ihrem Körper auslösen können? Keine Angst, nicht jedes hier geschilderte Symptom zeigt zwangsläufig eine Instabilität Ihrer Halswirbelsäule an. Es müssen schon viele Symptome zusammen auftreten. Lesen Sie weiter, ob sich Ihr Verdacht erhärtet oder nicht.

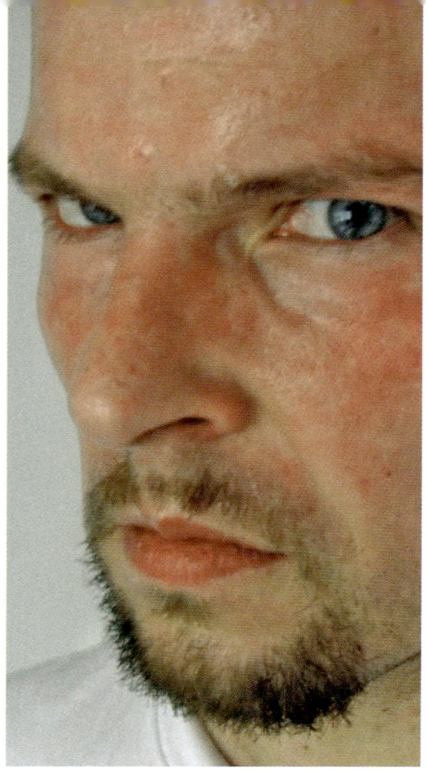

schwer im Magen, der Darm transportiert nichts weiter, Verstopfung ist nicht selten die Folge. Nicht zu vergessen ist die Wirkung des ebenso auftretenden Herzstolperns, des erhöhten Blutdrucks, die zu Herz- und Blutgefäßerkrankungen bis hin zum Infarkt führen können.

■ Alle oben beschriebenen Symptome können bei einem angeknacksten Nacken auch ohne äußeres Stressereignis auftreten: Ohne Grund rast plötzlich das Herz, keucht der Atem und der Puls ist sehr schnell. Ebenso kann es über einen gereizten Sympathicus zu Harnsperren oder Afterkrämpfen kommen, da er diese beiden Körperöffnungen mit kontrolliert. Derartige Schwierigkeiten sind sehr schmerzhaft und gelten bisher als kaum behandelbar.

■ In der Folge baut sich ein Teufelskreis auf: Der Körper scheidet bei Überreizung des Sympathicus zu viel Magnesium, Kalium und Zink über den Urin aus. Kann der daraus folgende Mangel an diesen Mineralien nicht ausgeglichen werden, erhöht sich die Stressempfindlichkeit des Betroffenen und sein Sympathicus wird immer leichter erregbar.

■ Gleichzeitig erhöht sich die Neigung zu Muskelkrämpfen und die Muskeln werden schwach. Gar nicht genug herausstellen kann man die Bedeutung von Magnesium- und Kaliummangel für das Herz: Herzrhythmusstörungen und spezielle Veränderungen im EKG sind die Folgen. Und die erhöhen das Risiko für ernsthafte Erkrankungen.

■ Da die Netzhaut im Auge sehr zinkreich sein sollte, können bei einem Zinkmangel Nachtblindheit oder Schwierigkeiten beim Sehen in der Dämmerung auftreten. Ein Zinkmangel beeinträchtigt auch die Vitamine B_1 (Energiestoffwechsel) und B_6 (Aufbau von Aminosäuren für Proteine), vermindert den Schutz des Körpers gegen aggressive Stoffe (Radikale, s. Kasten S. 81), steigert die Bildung des weiblichen Hormons Östrogen und vermindert die Wirksamkeit von Verdauungsenzymen im Darm, so dass die Problematik der Verdauungsstörungen weiter verstärkt wird. Wenn diese lange bestehen, können auch Krankheiten wie Reizdarm, Unverträglichkeiten gegen viele Lebensmittel oder entzündliche Darmerkrankungen (Colitis ulcerosa oder Morbus Crohn) auftreten. Und nicht erst dann entsteht hier wiederum ein Teufelskreis: Durch eine schlechte Verdauung kann der Körper nicht genug für einen gut funktionierenden Stoffwechsel aus der Nahrung herausholen. Vitamine, Mineralien und Spurenelemente, die er dringend braucht, bekommt er dann nicht in ausreichender Menge und kann nicht richtig arbeiten, was den ganzen Menschen krank macht.

■ Nicht zu vergessen – ein Zinkmangel begünstigt den Fettansatz. Die Muskelmasse und die Sexualbehaarung bilden sich zurück, stattdessen steigt der Fettansatz durch ein Zuviel an weiblichen Hormonen. Der Gewichtsanstieg bei Zinkmangel ist nicht zu bremsen.

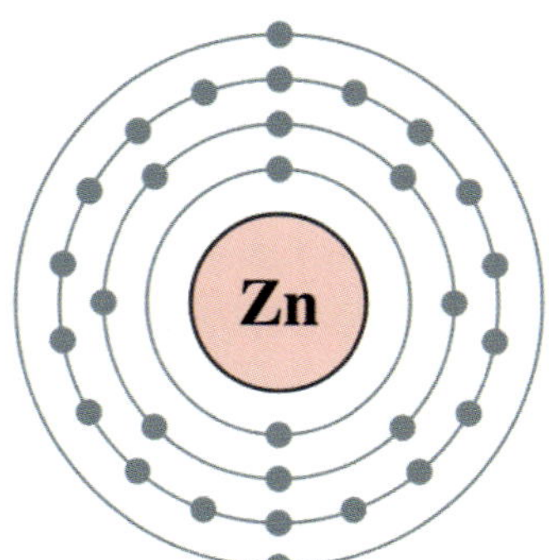

Und es kommt noch schlimmer mit dem Sympathicus: Seine Überaktivität vermindert auf Dauer die Durchblutung des Gehirns und öffnet die Blut-Hirn-Schranke. Wie schon beschrieben kann dies zu echten Hirnschäden führen. Auch die gesteigerte Ausschüttung von Stresshormonen wirkt in diese Richtung, Ängste und Depressionen nehmen zu. Aber nicht nur: Stresshormone unterstützen auch die Entstehung von Bluthochdruck, Übergewicht und Diabetes (Zuckerkrankheit). Und wenn obendrein durch die schlechte Ernährungslage Vitamin C fehlt, dann werden diese Stresshormone richtig giftig für den Körper.

Vorsicht Zink!
Genick-Instabile vertragen trotz starkem Zinkmangel sehr häufig selbst kleinste Zinkmengen nicht. Der Körper hält den Zinkspiegel niedrig, da Zink ihm schaden könnte. Dies erreicht er durch die Bindung von Zink an Vitamin B_6 (Kryptopyrrol) über die Ausscheidung durch Urin (Kryptopyrrolurie). Dass eine instabile Halswirbelsäule und die Krankheit Kryptopyrrolurie zusammenhängen, ergab sich aus den Behandlungen des Autors: Nach Hals-Versteifungsoperationen sank die Pyrrolkonzentration im Urin der Operierten auf niedrige Werte.

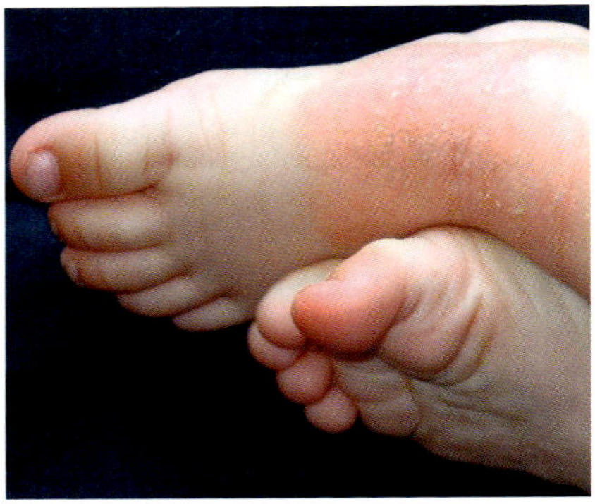

Wenn es schon zu solchen Entgleisungen im Stoffwechsel des Körpers gekommen ist, ist es die einzig mögliche Behandlung, den Sympathicus in seiner Überaktivität zu stoppen, sonst entwickeln sich die oben geschilderten Krankheiten weiter. Eine reine Behandlung der Symptome, zum Beispiel durch blutdrucksenkende Medikamente oder Antidepressiva, gehen letztendlich ins Leere. Sie beseitigen die Ursache nicht, sie machen sie nur für eine Weile unsichtbar – bis andere Symptome sich noch deutlicher melden. Diese Symptombehandlung ist vergleichbar mit einer Feuerwehr, die statt den Brand zu löschen die laut nervende Sirene abmontiert. Der Brand wütet weiter: Die Krankheit entwickelt sich ungehindert fort!

Obendrein sind oft die Nebenwirkungen dieser symptombekämpfenden Medikamente erheblich, ohne dem Betroffenen wirklich zu helfen. Nur ein erfahrener und an den Ursachen arbeitender Therapeut kann entscheiden, welche Medikamente zweckmäßig sind und wie weit am Grundübel instabile Halswirbelsäule gearbeitet werden kann.

Das wiederholte mechanische Reiben der falsch stehenden Halswirbel an den Nerven kann auch zu Entzündungen führen. Damit wird eine Kaskade von Reaktionen im Körper angeworfen, die er normalerweise zum Gesundwerden braucht. So darf sich zum Beispiel bei einer blutigen Verletzung das betroffene Gewebe durchaus ein wenig entzünden, denn dies ist ein Bestandteil der Heilung. Eingedrungene Fremdkörper und Bakterien werden so vom Körper beseitigt, der auslösende Reiz verschwindet und die Wunde kann heilen. Hört jedoch der Reiz nicht auf, sondern wird tagtäglich immer wieder mehrfach gesetzt, wie bei der instabilen Halswirbelsäule das Reiben an Nerven, dann kommt es zur Dauerentzündung, die den Körper überfordert. Hier entsteht wiederum ein Teufelskreis: Eine Entzündung aktiviert bestimmte Nerven und bewirkt in Kopf und Körper einen Anstieg von Histamin. Genau dieses Histamin – verstärkt vom Sympathicus – aktiviert wieder dieselben Nerven.

Histamin

Histamin ist ein Gewebehormon, das aus der Aminosäure Histidin entsteht und vor allem in so genannten Mastzellen gespeichert wird. Aus diesen wird es bei Allergien, Verbrennungen, Entzündungen oder durch bestimmte Hormone freigesetzt und bewirkt zum Beispiel eine verstärkte Durchblutung der betroffenen Gewebe (Hautrötung, Schwellung), erhöht die Neigung zum Zusammenziehen von Darm, Bronchien u. a. und kann einen Juckreiz bis hin zum Schmerz auslösen.

Viele unklare Schmerzen können hier ihren Grund haben: Schmerzen der Wirbelsäule, der Gelenke und Muskeln, Ekzeme der Haut (z. B. Neurodermitis oder Schuppenflechte), Migräne oder Entzündungen im Kiefer und Mund-Rachen-Bereich. Insbesondere wenn die Schmerzen nicht immer an einem Ort bleiben, sondern wechseln, mal rechts mal links auftreten, sollte die

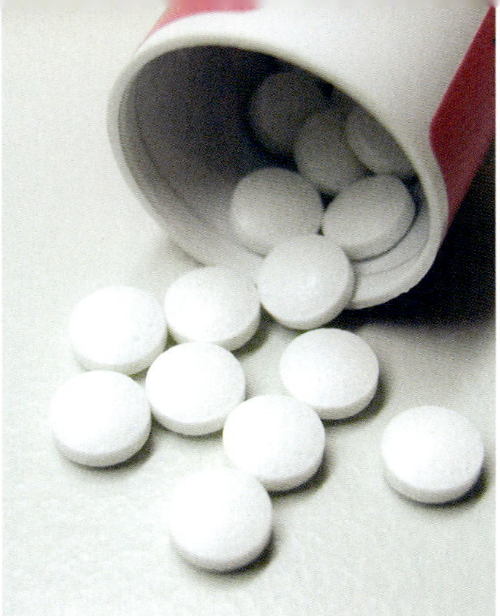

tückische instabile Halswirbelsäule als Auslöser dringend in Betracht gezogen werden. Derartige Schmerzen gehen ernsthaften Erkrankungen um Jahre voraus, denn die dahinterstehenden Entzündungen zerstören langsam aber sicher Knorpel und Bindegewebe. Bandscheibenschäden, Wirbelgleiten und Meniskusrisse nach geringen Bewegungen sind so erklärbar und hätten verhindert werden können, wenn die Betroffenen oder ihre Ärzte und Therapeuten die wahre Ursache frühzeitig erkannt und behandelt hätten, statt sich nur mit den Symptomen aufzuhalten.

3.3 Ein Grundübel: Stickstoffmonoxid

Ein anderer wichtiger Bestandteil einer Entzündungsreaktion ist Stickstoffmonoxid. Das ist ein Molekül, das sich aus einem Stickstoffatom und einem Sauerstoffatom zusammensetzt, kurz auch Stickoxid oder NO genannt. Da das Molekül sehr klein ist, kann es sich im Körper schnell und leicht verbreiten.

NO und seine normalen Aufgaben im Körper

NO, das in den Wänden von Blutgefäßen gebildet wird, ***senkt den Blutdruck, indem es die Gefäße erweitert. So wird das Herz entlastet.*** *NO aus Immunzellen* ***ist Bestandteil des Immunsystems, es tötet Bakterien, Parasiten, verhindert die Virenvermehrung und nimmt an Entzündungsreaktionen teil.*** *NO aus Nervenzellen* ***hat eine Aufgabe als Botenstoff im Gehirn.*** *NO aus Mitochondrien* ***(s. Kap 3.4) reguliert den Sauerstoffverbrauch der Zellen, deren Weiterentwicklung und Absterben.***

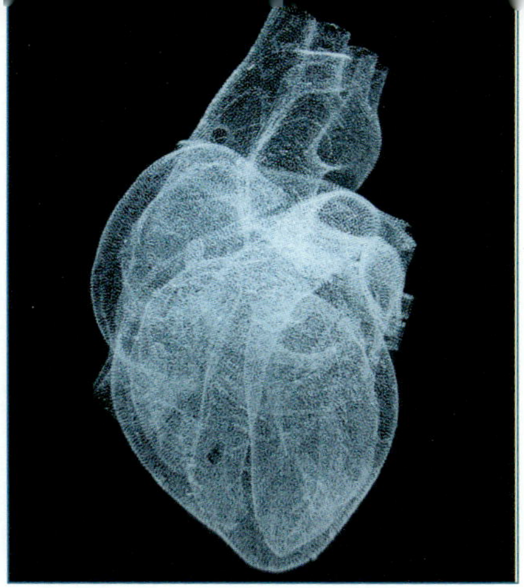

Und dieses NO ist nicht irgendwer im Körper, es hat viele Funktionen. Diese werden übermäßig stark angeschaltet oder durch Konkurrenz unterbunden, wenn es über eine immer wieder auftretende Reizung zur Dauerentzündung und damit zur fortwährenden Bildung von NO kommt.

Ist NO durch Dauerentzündungen im Übermaß im Körper vorhanden, wird es an den Stellen, wo es für die oben genannten Funktionen benötigt wird, nicht mehr zusätzlich produziert. Das heißt, das Entzündungs-NO verhindert zum Beispiel die Produktion von NO für die Gefäße und die Herzentlastung. Im schlimmsten Fall kann ein Herzinfarkt die Folge sein. Erschwerend für die Blutgefäße kommt hinzu, dass NO den Abbau von Cholesterin hemmt (NO bindet an das entsprechende Enzym, so dass dieses nicht mehr arbeiten kann). Das heißt, NO führt zu einer Erhöhung des Cholesterinspiegels. Ein hoher Cholesteringehalt im Blut gilt als ein Hauptrisikofaktor für Blutgefäßerkrankungen und Herzinfarkt oder Schlaganfall. Letztendlich erhöht eine instabile Halswirbelsäule also das Risiko für diese bei uns so weit verbreiteten Erkrankung des Herz-Kreislauf-Systems.

Wir sind eine Nation von Halswirbelsäulen-Geschädigten und die häufigste Todesursache bei uns sind die Herz-Kreislauf-Erkrankungen. Ein Zufall? Die herkömmliche Medizin meint: ja.

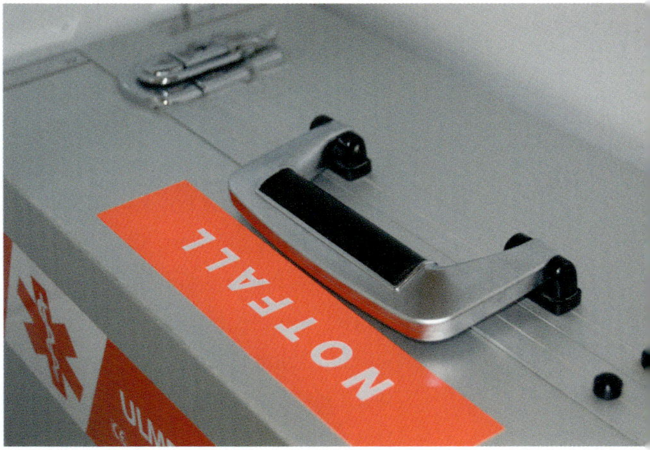

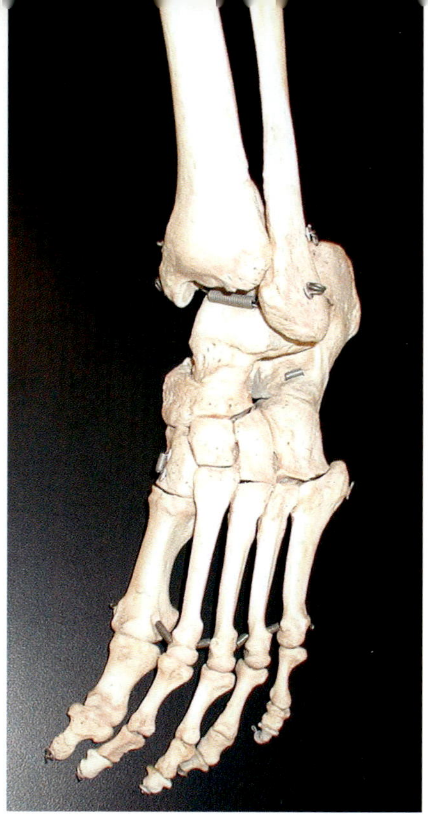

Die Dauerentzündung hat noch andere Folgen. Dass sie die Gelenke schädigt und Knorpel und Bindegewebe abbaut, haben wir schon erwähnt. Über das viele NO im Körper kommt es auch hier zu einer weiteren Verschlechterung: NO im Übermaß bildet zu viel von einem Stoff, dem Citrullin. Dieses viele Citrullin muss irgendwo hin, es ist so viel, dass es nicht normal abgebaut werden kann. Daher verbindet es sich mit Proteinen, vor allem in Gelenken. Das Immunsystem erkennt diese veränderten Proteine als schädlich und bekämpft sie. Damit werden wiederum Entzündungen erhalten und körpereigenes Gewebe angegriffen. Dies kann der Beginn für rheumatische Beschwerden sein und bis zur Zerstörung der Gelenke führen. Auch rheumatische Erkrankungen sind bei uns sehr häufig zu finden. Wieder bloß ein Zufall? Wir meinen: nein!

Natürlich passiert durch die Dauerentzündung noch viel mehr, als dass NO entsteht: Entzündungszellen bilden Superoxid als Abwehrmaßnahme, eine sehr aggressive Verbindung mit Sauerstoff. Normalerweise wird Superoxid im Körper sehr gezielt produziert und über bestimmte Enzyme kontrolliert, so dass es keinen Schaden anrichten kann. Nun gibt es bei übermäßigem NO-Angebot dabei zwei Schwierigkeiten: NO behindert die kontrollierenden Enzyme in ihrer Arbeit und NO neigt sehr stark dazu, selbst mit dem Superoxid zu reagieren und das so genannte Peroxinitrit zu bilden. Und Peroxinitrit reagiert mit bestimmten Aminosäuren und greift darüber an vielen Stellen schädigend in unseren Körper ein.

Zusammen sind sie unausstehlich ...

NO im Übermaß und Superoxid stellen einen gefährlichen Cocktail für unsere Gesundheit dar!

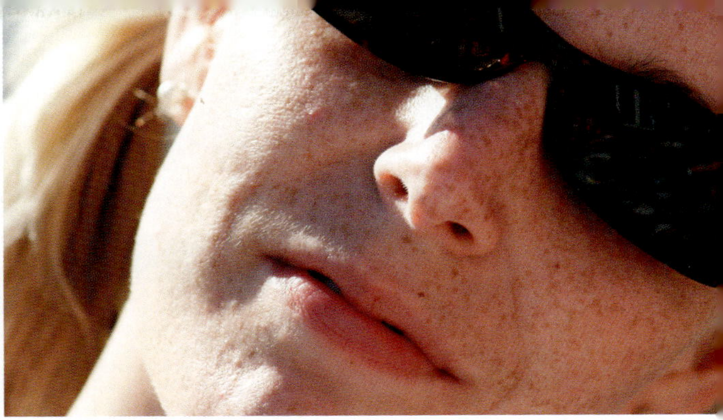

■ Zum Beispiel reagiert Peroxinitrit mit der Aminosäure Tyrosin zu Nitrotyrosin. Letzteres ist in schmerzenden Gelenken nachweisbar und könnte ebenso wie die oben beschriebenen citrullinierten Proteine zu deren Zerstörung beitragen.

■ Tyrosin ist auch Ausgangsstoff für das Schilddrüsenhormon Tyroxin. Liegt nun aber Peroxinitrit und damit viel Nitrotyrosin statt Tyrosin vor, wird der Stoffwechsel der Schilddrüse gestört, was das Wohlbefinden eines Menschen sehr stark beeinträchtigen kann, denn die Schilddrüse ist eine wichtige Hormonschaltstelle und wirkt auf den gesamten Körper: Müdigkeit, Schweißausbrüche, Herzrasen, plötzliche Durchfälle, all das kann hier seine Ursache haben.

■ Tyrosin ist weiterhin Ausgangsstoff für Dopamin, einem wichtigen Botenstoff in bestimmten Nerven. Er wird im Körper zu dem Stresshormon Adrenalin umgewandelt. Hier gerät also auch etwas aus den Fugen, wenn Peroxinitrit vorliegt.

■ Tyrosin ist außerdem an der Bildung des braunen Hautfarbstoffs Melanin beteiligt, der Leberflecke und Sommersprossen produziert. Eine Störung der Melaninbildung kann zu Hautkrebs (Melanom) führen. Was bei der Melaninbildung passiert, wenn Nitrotyrosin vorliegt, wissen wir nicht. Der Autor hat jedoch auffallend häufig Kinder mit vielen Leberflecken unter seinen Patienten gehabt.

■ Peroxinitrit reagiert auch mit der Aminosäure Tryptophan, aus der unter anderem Serotonin gebildet wird. Serotonin ist ein Regulator im Nervensystem und hat so Einfluss auf unsere Stimmung. Es wirkt aber auch

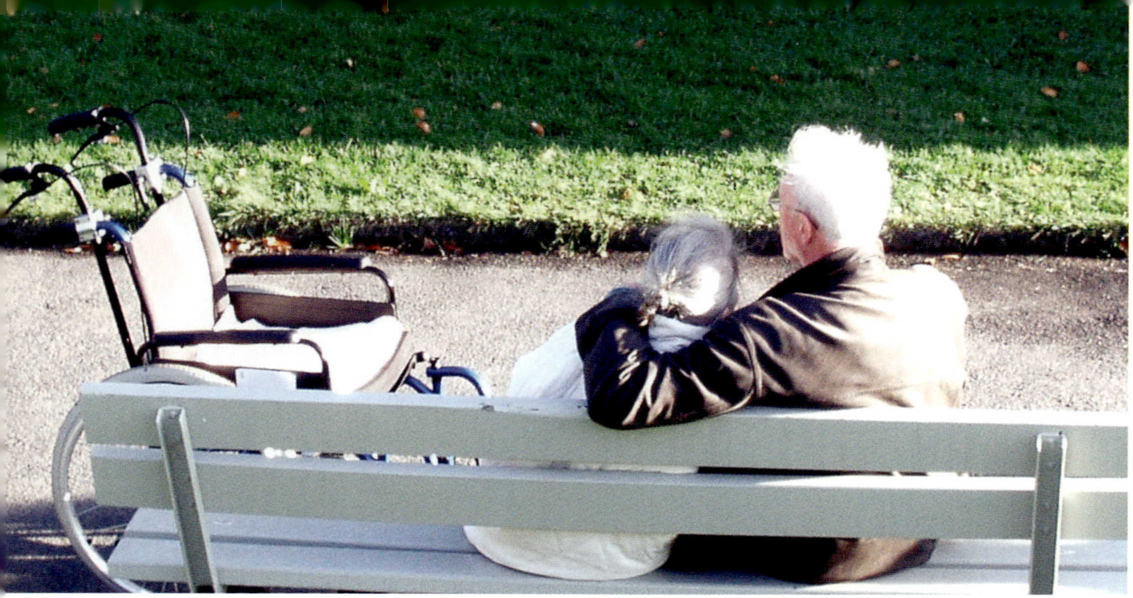

im Herz-Kreislauf- und Magen-Darm-System mit. Umfangreiche Störungen sind hier denkbar, wenn die Bildung von Serotonin nicht mehr wie vorgesehen ablaufen kann, da der Ausgangsstoff Tryptophan durch Reaktion mit Peroxinitrit unbrauchbar geworden ist.

■ Peroxinitrit spielt auch eine Rolle im Gehirn. Nach den Phasen mit mangelhafter Durchblutung durch abgeklemmte, das Hirn versorgende Blutgefäße kommt es dort zur Superoxid- und – da NO ebenfalls vorliegt – damit zur Peroxinitritbildung. Und diese Stoffe greifen das Hirngewebe an. Viele Forscher machen Peroxinitrit für die Entstehung von Alzheimer und Multipler Sklerose verantwortlich.

■ Leider ist die lange Liste der schädlichen Mechanismen durch NO damit noch nicht beendet. NO steigert auch die Bildung von krebserregenden Nitrosaminen im Körper und damit nimmt bei dem betreffenden Menschen das Risiko, an Krebs zu erkranken, zu. Das Spurenelement Selen und das Vitamin Niacinsäure können hier schützend wirken, aber bei der meist vorliegenden Mangelversorgung der Betroffenen reichen die im Körper vorhandenen Mengen vermutlich nicht dafür aus. Ebenso bindet NO an Eisen. Auf diese Weise kann es einen Eisenmangel bewirken mit all seinen Symptomen

(Gesichtsblässe, Müdigkeit, Appetitlosigkeit etc.). Und alle Stoffe im Körper, die nur mithilfe von Eisen funktionieren, sind betroffen: Die oben schon erwähnten Enzyme zum Abbau des Cholesterins oder zum Schutz der Zellen gegen das aggressive Superoxid zum Beispiel; oder der Blutfarbstoff Hämoglobin kann keinen Sauerstoff mehr transportieren, ebenso der im Muskel vorkommende Farbstoff Myoglobin. Viele NO-blockierte Enzyme kommen an den Stellen vor, an denen Energie für den Körper produziert wird (siehe Kap. 3.4). Dadurch fühlen sich die Betroffenen immer so müde und schlapp und sind so wenig leistungsfähig.

All diese Zusammenhänge von NO und bestehenden Entzündungen machen deutlich, wie wichtig es ist, nach den Ursachen im Körper zu forschen und diese schnellstmöglich zu beseitigen! Keine Entzündung fällt vom Himmel. Wir sind sicher: Häufig ist die Ursache die »Schwachstelle Genick«, die durch kleine oder große Unfälle zum Krankheitsgenerator geworden ist! Wenn bei Ihnen also eine Entzündung im Körper ihr Unwesen treibt, lassen Sie nicht locker, bis sicher ist, wo die tatsächliche Ursache ist und diese auch behandelt wird.

3.4 Unsere Energiekraftwerke streiken: Die Mitochondropathie

Mitochondrien sind die Kraftwerke in unseren Zellen. Sie sind mit Membranen abgetrennte, kleine »Organellen«, die in jeder Zelle vorkommen. Je nach Zellart liegen sie in unterschiedlicher Anzahl vor.

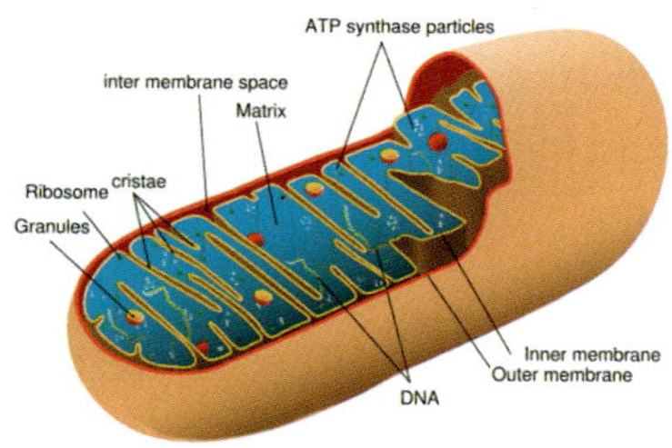

In den Mitochondrien laufen Vorgänge ab, die Energie für unseren Körper aus unserer verdauten Nahrung herausholen. Dafür benötigen die Mitochondrien Sauerstoff. Manche Zellen und Organe enthalten sehr viele

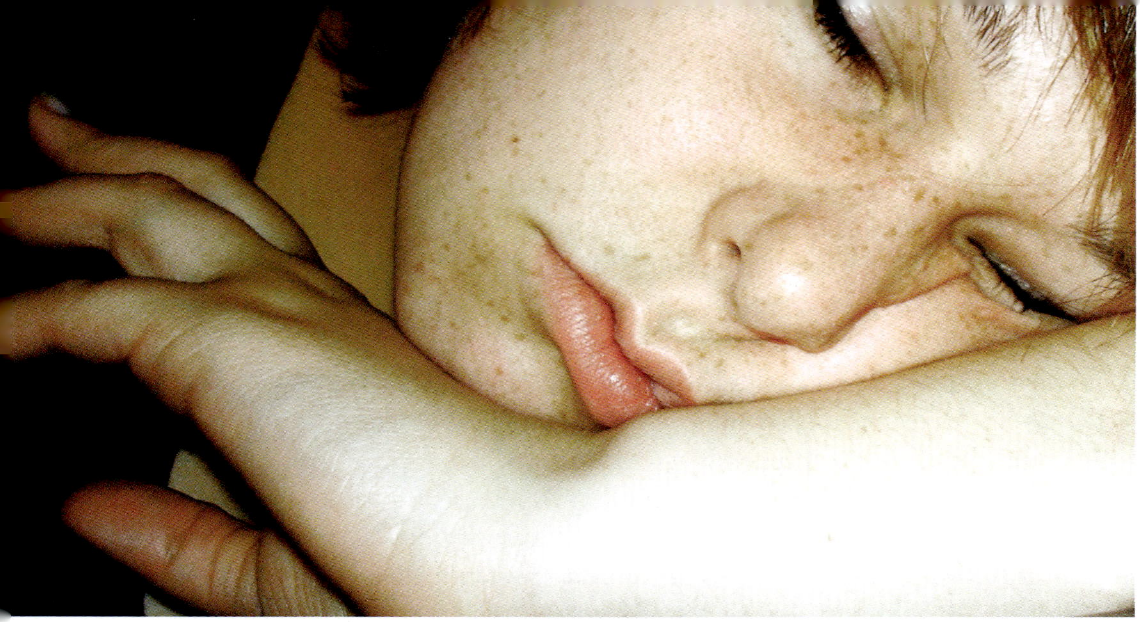

Mitochondrien, da sie besonders viel Energie brauchen, zum Beispiel die Zellen im Gehirn, in der Netzhaut des Auges, in Muskelzellen (besonders Herzmuskelzellen) und die Zellen der Darmschleimhaut und des Immunsystems.

■ Große Mengen NO im Körper verursachen wenig Energie in den Zellen, denn viele Enzyme, die für die energieproduzierenden Vorgänge in den Mitochondrien notwendig sind, werden von NO blockiert. Und wenn die Zellen nicht genug Energie produzieren können, dann haben unsere Gewebe und Organe aus diesen Zellen zu wenig davon. Das kann sich zum Beispiel in chronischer Müdigkeit, Muskel- und Konzentrationsschwäche zeigen.

■ Glaubhaft berichteten Patienten, dass sie nach Arbeiten, die sie früher mit links und nebenbei verrichtet hatten, jetzt Erholungsphasen von Stunden oder Tagen benötigen. Bei den langen Befragungen von bis zu zwei Stunden beobachtete der Autor Patienten, die nach einer Stunde so erschöpft waren, dass sie geistig dem Gespräch nicht mehr folgen konnten. Auch Gähnkrämpfe traten auf.

■ Und auch das hat natürlich nicht nur die Folge, dass zu wenig Energie zur Verfügung steht, sondern der Stoffwechsel in den Mitochondrien läuft völlig falsch. Sie können den eingeschleusten Sauerstoff nicht verbrauchen und genau an dieser Stelle reichert sich dadurch das gefährliche Superoxid an. Sie produzieren immer mehr davon, gehen selbst daran zugrunde und bombardieren dann die gesamte Zelle damit. Dieser Ablauf der Mitochondrienzerstörung hat einen wissenschaftlichen Namen: die Mitochondropathie. Sie bewirkt, dass immer mehr Mitochondrien in den Zellen kaputtgehen. Das Innere der Mitochondrien fließt in die Zelle, da die trennenden Membranen zerstört wurden. So gelangt auch das Superoxid in die Zelle und schädigt dort weiter. Es kann so weit gehen, dass der Zellkern der Zelle angegriffen wird und die DNA, das genetische Material, geschädigt wird. Dann läuft noch mehr schief.

■ Die aus diesen Zellen bestehenden Organe sind belastet und werden irgendwann unumkehrbar krank.
Erst werden die Augen schlechter, dann schmerzen die Gelenke, lassen sich nicht mehr gut bewegen, die Konzentrationsfähigkeit lässt nach, Migräne stellt sich ein, und schließlich arbeiten auch andere Organe nicht mehr richtig: das Herz, die Nerven, Magen und Darm etc. Scheinbar unaufhaltsam schreitet die Zerstörung fort.

■ Wegen des dauernden Energiemangels haben die Betroffenen einen großen Schlafbedarf und müssen in immer kürzeren Abständen essen. Ein Problem sind dabei jedoch die Kohlenhydrate im Essen (Zucker und Stärke in Mehl und Mehlprodukten und allem Süßen). Sie können von den Patienten gar nicht mehr richtig genutzt werden. Die Folge? Sie werden dick und dicker, denn die nicht zu nutzende Energie dieses Essens wird im Körper gelagert – als Fett! Gleichzeitig fehlt den Men-

Grippeimpfungen und Antibiotika
Grippeimpfungen können beispielsweise NO-Synthesesteigerungen auslösen. Sie feuern also die krank machenden Einflüsse noch an. Auch verordnete Antibiotika können massive, z. T. bedrohliche Komplikationen auslösen, denn sie belasten die angeschlagenen Mitochondrien zusätzlich. Zahlreiche Patienten berichten über wochen- bis monatelange Erkrankungsphasen nach Grippeimpfungen oder Antibiotika-Behandlungen.

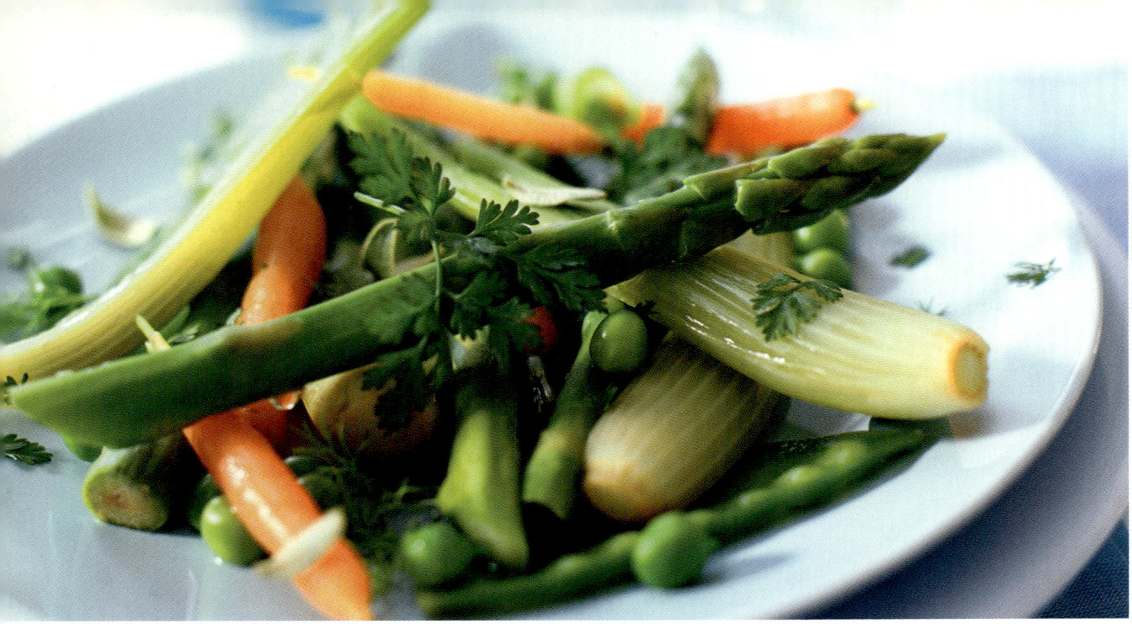

schen die Energie. Sie geraten immer häufiger in Unterzuckerungserscheinungen (Zittern, Hunger, Fahrigkeit, Herzrasen) und müssen dann wieder essen. Besonders nachts treten Probleme auf, da dann ja lange nichts gegessen wird. Wenn die Betroffenen die Symptome überschlafen, wachen sie morgens »gerädert« auf. Der nächste Tag verläuft entsprechend ...

Es gibt praktische Tipps für die Betroffenen

1. Essen Sie so wenig Kohlenhydrate wie möglich. Essen Sie stattdessen große Mengen Gemüse (kein Obst!), Milchprodukte, Fleisch, Fisch und Fett (so genannte ketogene Kost, siehe Seite 87).

Achtung Trans-Fettsäuren!

Alle Fette enthalten so genannte Fettsäuren. Das sind lange Kettenmoleküle. Sie werden bei der industriellen Fetthärtung zur Herstellung von Nahrungsmitteln wie Margarine, Fertiggerichten, -soßen, fetthaltigen Naschereien (Schokoriegel) usw. unwiederbringlich zu einem gewissen Anteil in künstlich gedrehte Trans-Fettsäuren verändert. Diese Trans-Fettsäuren erhöhen das Risiko für Herzinfarkt und Blutgefäßverkalkungen (Arteriosklerose) deutlich.

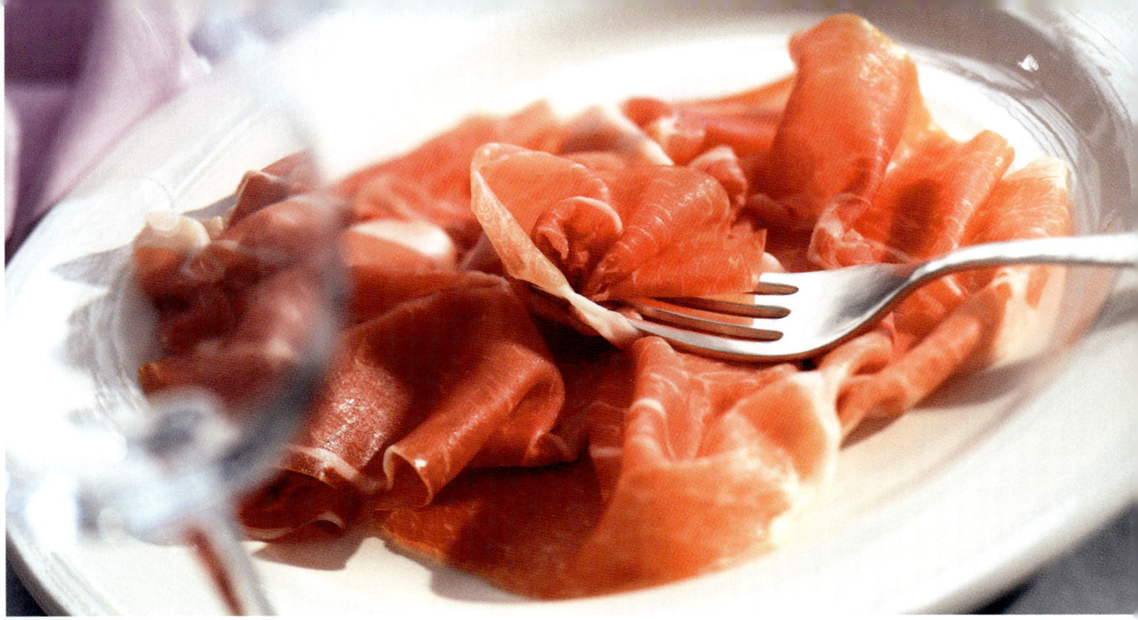

2. Essen Sie viele kleine Portionen über den Tag verteilt, nicht drei große Mahlzeiten.

3. Essen Sie vor dem Schlafengehen noch ein fettreiches »Spätstück«.

4. Weiterhin hat es manchen Patienten geholfen, über den Tag verteilt zwei bis drei frisch gepresste Zitronen in anderthalb Liter Wasser zu trinken. Diese Patienten konnten damit – neben der genannten Kostumstellung – ihre Leistungsfähigkeit aufrechterhalten. Wir wissen nicht, was diesen Erfolg ausmacht, möchten den Tipp aber dennoch hier an andere Betroffene weitergeben.

Achtung Alter!

Der Zustand der Mitochondrien eines Menschen wird von vielen Forschern als Altersfaktor angesehen. Und dieser Zustand ist bei instabilem Genick sehr bedenklich. Bei einer Mitochondropathie altert der Körper schneller. Nicht nur, weil die Energie fehlt, sondern die aggressiven Stoffe, die im Körper massenhaft produziert werden, schädigen jegliches Gewebe.

Eine junge Patientin bringt es auf den Punkt: »Ich fühle mich, als wäre ich 80 Jahre alt.«

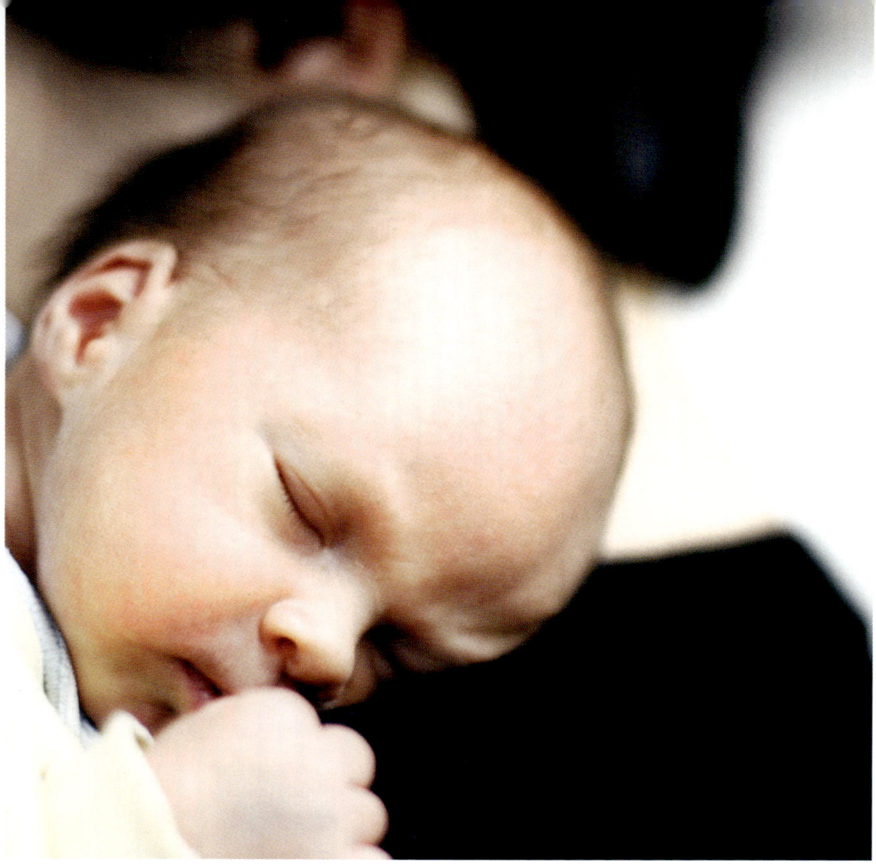

3.5 Es hört nicht mehr auf: Die nächsten Generationen sind schlimm dran

Auch im Stoffwechsel der Sexualhormone sind eisenhaltige Enzyme beteiligt. Das heißt im Klartext: Eine instabile Halswirbelsäule wirkt sich auf unser Sexualleben aus, auf die Fruchtbarkeit und den Verlauf einer Schwangerschaft. Weitreichende Folgen von kleinen Unfällen!

Die potenziellen Mütter und Väter mit instabilem Nacken können die Lust auf Sex verlieren. Dies ist auch kein Wunder, wenn man sich anschaut, worunter sie gesundheitlich zu leiden haben. Aber damit noch nicht genug: Die instabile Halswirbelsäule führt über die oben geschilderten Mechanismen und Zusammenhänge zu erheblichen Mangelzuständen bestimmter Stoffe. Werden diese nicht behoben, so sieht es bei den Frauen schlecht für eine gesunde Schwangerschaft aus. Viele unserer Patientinnen wurden trotz Kinderwunsch nicht schwanger. Die Versorgungslage des Körpers der Frauen war für eine Schwangerschaft einfach nicht ausreichend. Die Natur hilft sich in vielen Fällen selbst. Aber auch viele Fehlgeburten kamen bei unseren Patientinnen vor, was in die gleiche Richtung deutet.

■ Wenn es zu einer Schwangerschaft kam, so traten in über der Hälfte der Fälle während der Schwangerschaft oder bei der Geburt Schwierigkeiten auf. Die Kinder waren häufig in der Entwicklung zurück. Es ist bekannt, dass massive Vitalstoffmängel sich in Wachstumsverzögerungen oder -störungen des Ungeborenen äußern. Das im Übermaß bei der Mutter vorhandene NO (Stickstoff) tut sein Übriges: Laut Studien ist insbesondere das Hirnvolumen der Kinder oft verkleinert und es treten Störungen des Magen- und Darmtraktes auf.

■ Das viele NO bei der Mutter hat in der Schwangerschaft noch weitere negative Folgen: NO bewirkt ggf. Krämpfe in der Gebärmutter und eine frühzeitige Öffnung des Muttermundes. Beides kann zu einer Frühgeburt führen. All diese Beobachtungen hat der Autor bei seinen Patientinnen bestätigt gesehen. Auch war eine hohe Anzahl Kaiserschnitte zu verzeichnen.

■ Schwierigkeiten während der Geburt (z. B. Zangengeburt, Steißlage, Saugglocke) können für das ganze Leben des Kindes Folgen haben. Bei diesen Geburtsabläufen wird auf die zarte kindliche Halswirbelsäule, die noch keinerlei Stabilität durch umgebende Muskeln oder Bänder hat, ein kräftiger Zug ausgeübt. Dieser ist jedoch beim natürlichen Geburtsvorgang nicht vor-

Gebärmutter

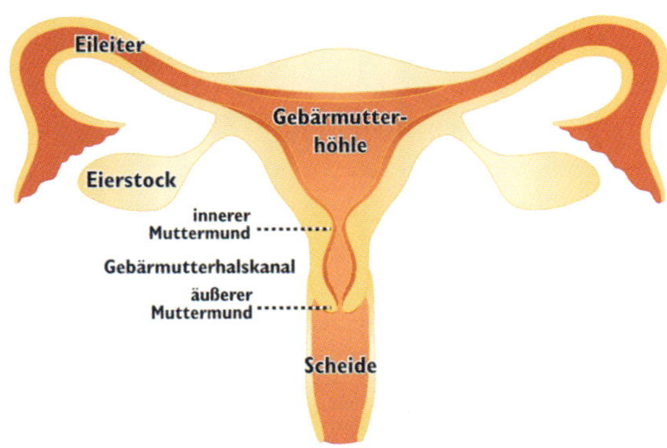

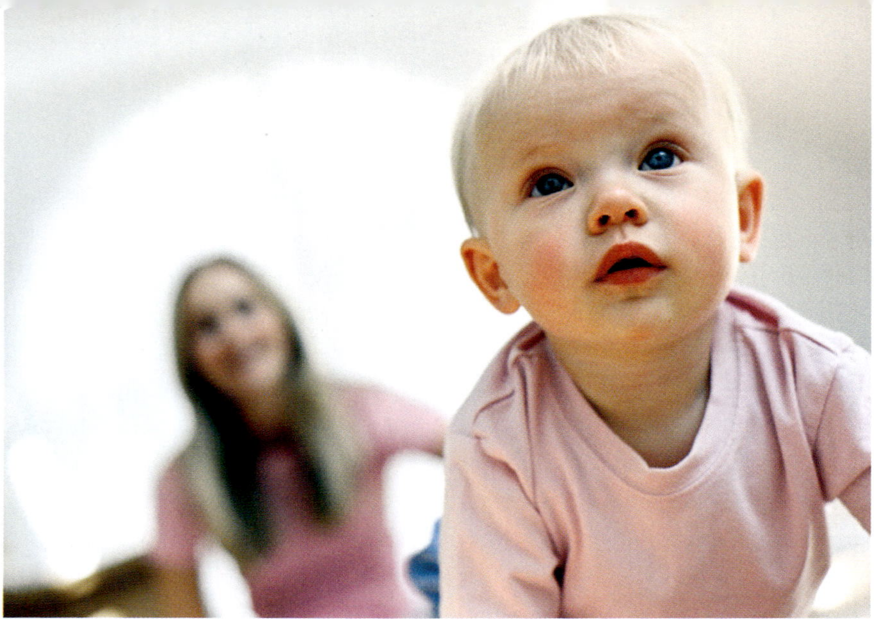

gesehen. Im Gegenteil: Bei einer normalen Geburt wird durch das Pressen durch den Geburtskanal ein starker Druck auf Kopf und Hals des Babys ausgeübt. Jene Kinder haben daher schon von Lebensbeginn an ein destabilisiertes Genick. Sie vermeiden häufig instinktiv ein Überdehnen des Halses nach hinten und schlafen zum Beispiel in Knie-Ellenbogen-Stellung oder in Bauchlage (auch der Plötzliche Kindstod könnte hiermit in Zusammenhang stehen).

■ Später krabbeln die Kinder oft anders oder überspringen diese Entwicklungsphase ganz. Manche entwickeln sich langsamer und zeigen geringere geistige Fähigkeiten, oft sind sie Schreikinder und haben Probleme mit Augen und Ohren. Später kann es zu Konzentrationsschwäche, ADHS (Aufmerksamkeits-Defizit-Syndrom), Bewegungsstörungen, Rechtschreibschwäche, Verhaltensstörungen und gar Epilepsie kommen. Die Kinder haben eine veränderte Stoffwechsellage und bilden daher häufig Polypen, Allergien, Neurodermitis, Asthma, Kopfschmerzen, Migräne, Krupp, Nahrungsmittelintoleranzen o. Ä. aus oder leiden unter chronischer Müdigkeit. Häufig kommt bei diesen Kindern die kindliche Fettsucht und damit verbunden eine Diabetes-Erkrankung (Zuckerkrankheit) vor.

■ Dies alles ist jedoch nicht nur die Folge der schlechten Versorgung der Kinder während der Schwangerschaft und die Folge der Geburtsereignisse, sondern es kommt ein wesentlicher Faktor hinzu: Die Mütter können die bei ihnen schon bestehende Mitochondropathie vererben!

■ Mitochondrien werden über die mütterlichen Eizellen an die nächste Generation weitergegeben. Waren bei der Mutter bereits viele ihrer Mitochondrien geschädigt - hatte sie gar bereits gestörte Mitochondrien von ihrer Mutter geerbt? - so ist die Wahrscheinlichkeit hoch, dass sie auch viele Eizellen mit beschädigten Mitochondrien hat und dass sie diese bei einer Schwangerschaft an das Kind weitergibt. Allerdings ist der Schädigungsgrad unterschiedlich. Die Eizelle enthält mehrere Mitochondrien, die nicht alle die gleichen Schäden aufweisen oder auch gar nicht geschädigt sein können. Kranke Mütter können daher auch völlig gesunde Kinde bekommen. Auf die rein zufällig ablaufende Verteilung von intakten und geschädigten Mitochondrien kommt es an, ob und welche Schwierigkeiten und Symptome beim Kind später auftreten. Dabei können ganz andere Symptome auftauchen bzw. Organe betroffen sein als dies bei der Mutter der Fall war.

■ Die Spermien von der väterlichen Seite bringen keine Mitochondrien für das werdende Kind mit, Schäden bei Mitochondrien der Väter sind für die nächste Generation unerheblich. Eine Mitochondropathie wird nur über die Mütter vererbt.

■ Leider kommen noch weitere negative Entwicklungen hinzu: Einerseits bewegen sich die Kinder heutzutage allgemein weniger, das heißt, sie sorgen damit weniger für einen gesunden Muskel- und Stützapparat in ihrem Kör-

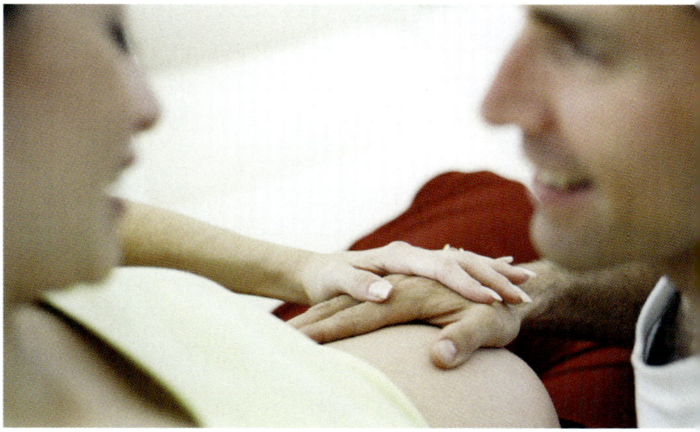

per. Sie haben häufig größere Schwierigkeiten, ihre Bewegungen zu koordinieren und ihren Körper zu kontrollieren, sie sind ungeschickter, weil sie von Geburt an schlechter ausgerüstet sind und die mangelnde Bewegung sie auch nicht schult. Andererseits sind jedoch die Anforderungen höher, die betriebenen Sportarten und das Freizeitverhalten insgesamt risikoreicher geworden. Unsere moderne Freizeit- und Eventgesellschaft fördert Schäden des Genicks auf allen Ebenen, auch bei Kindern. Bereits vorgeschädigte Kinder werden mit hoher Wahrscheinlichkeit im Verlauf ihrer Kindheit und Jugend weitere Schäden der Halswirbel davontragen, die dann ihre schon angeschlagene Gesundheit weiter gefährden.

Familienleben und Mitochondropathie

In schwierige Lebenssituationen kommen Eltern mit Kindern, die Schädigungen der Halswirbel und Mitochondropathien aufweisen. Die Kinder leiden an chronischer Müdigkeit, Muskelschwäche, Nahrungsmittel-Unverträglichkeiten oder Hirnreifungsstörungen mit Folgen für Augen und Ohren. Das Leben wird für Eltern und Kinder gleichermaßen zur Qual. Die Kinder leiden an zahlreichen Beschwerden verschiedener Organe, für die sich keine Ursachen finden lassen. Routineuntersuchungen und herkömmliche Allergietestungen versagen. In den Schulen wird auf ihre individuellen Schwächen – trotz ihrer sonst hohen Intelligenzquotienten – keine Rücksicht genommen. Sie halten den Anforderungen des Schulalltages samt Sportunterricht nicht stand. Die besorgten Eltern sehen die Symptome ihrer Kinder, aber weder die Ärzte noch sie selbst können sie erklären oder helfen. Und die Mütter sind oft doppelt belastet, denn sie sind ja selbst gesundheitlich angegriffen, wenn auch bei ihnen eine Mitochondropathie vorliegt.

■ Jährlich verunfallen 1,8 Millionen Kinder oder Jugendliche. Allein durch Skateboardfahren geschehen 60.000 Unfälle jährlich. Und das sind nur die ärztlich gemeldeten Zahlen. Die Anzahl der Unfälle, die gar nicht beim Arzt landen, aber dennoch auf die Halswirbelsäule wirken, dürfte wesentlich höher liegen (Schätzung: drei- bis fünffach höher).

■ Der Autor kennt Mütter mit Genick-Instabilität und drei Kindern mit ADHS. Eine Dramatik ohnegleichen! Drei Schreikinder mit Verhaltensstörungen großgezogen, mit Problemen,

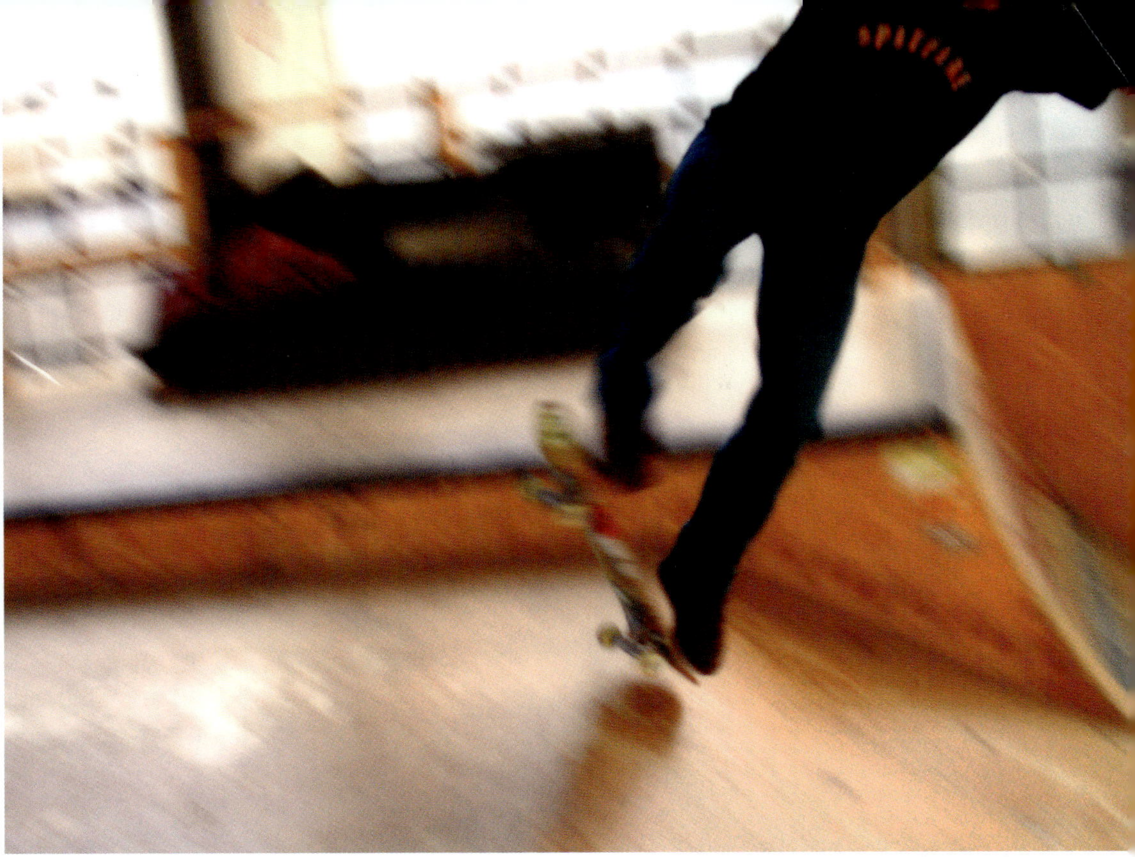

die von Jahr zu Jahr wuchsen, das alles bei angeschlagener eigener Gesundheit. Und die Ehemänner, die ihre ehemals jungen Frauen in diesen konkreten Fällen zu risikoreichen Sportaktionen wie Abfahrten auf schwarzen Pisten antrieben oder den Pkw-Crash verschuldet hatten? Sie hatten längst das Weite gesucht. Sie konnten es nervlich nicht mehr aushalten.

■ Petra B. konnte keine Familie gründen. Dies könnte mit eine Folge ihrer geschädigten Halswirbelsäule sein. Ihre massiven Probleme mit der monatlichen Blutung deuten darauf hin. Wie Frau B. geht es sicher vielen Frauen. Umso tragischer, dass die Zusammenhänge nur so wenigen Ärzten bekannt sind. Hätte der betreuende Gynäkologe um die Folgen und Therapiemöglichkeiten einer Genickschwächung gewusst, vielleicht wäre das Leben von Petra B. und ihrem Mann ganz anders verlaufen.

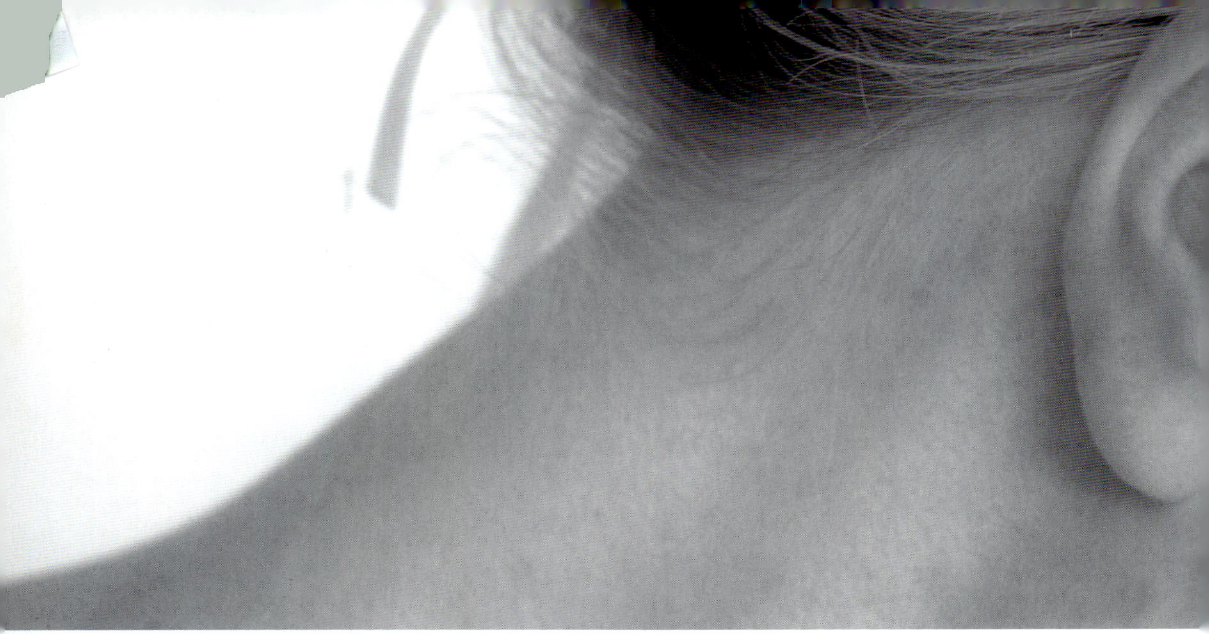

Kapitel 4 Viele Krankheiten, eine Ursache: Der instabile Nacken

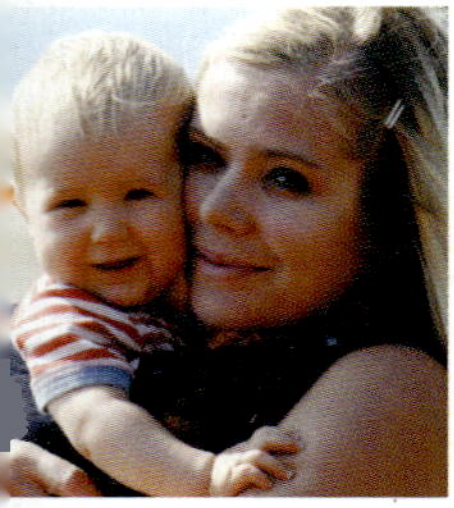

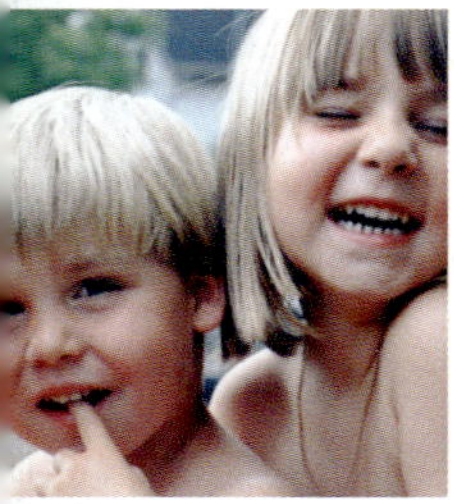

Was im Körper geschieht, wenn im Nacken ständig etwas schief läuft, haben wir nun gesehen. Wo sich allerdings daraus eine Erkrankung bildet, kann sehr unterschiedlich sein.

Noch nicht einmal innerhalb einer Familie muss dies am gleichen Organ passieren, selbst wenn die Grundlage dafür – die Mitochondropathie – vererbt ist, kann das Kind völlig andere Symptome entwickeln als die Mutter oder die Geschwister. Es hängt vom Zufall ab, welches Organ betroffen sein wird. Es kommt darauf an, wie sich die Mitochondrien bei der Entwicklung des Kindes verteilen, bzw. wenn die Mitochondropathie selbst erworben wird, dann ist die Frage, in welchem Organ die Mitochondrien am stärksten belas-

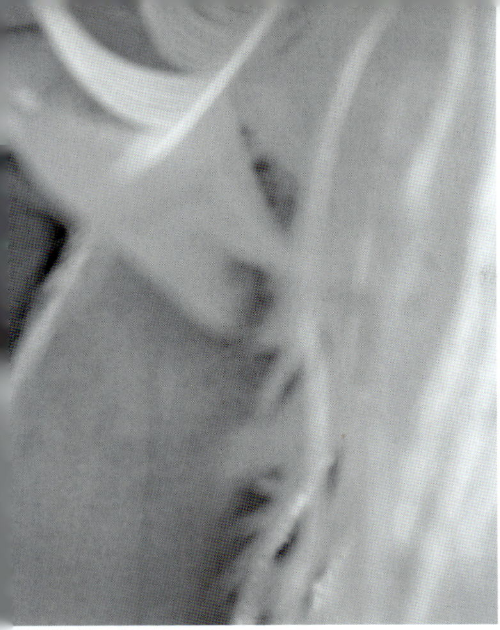

tet werden und am häufigsten ihre Funktion versagen. Hier finden Sie nun eine Übersicht über die Symptome und Erkrankungen, die als Folge einer Schädigung der Halswirbelsäule bei 350 Patienten des Autors aufgetreten sind. Wohlgemerkt: Die Patienten waren vor dem auslösenden Unfall kerngesund!

Morgendliche Beschwerden

Benommenheit, Kopfleere, lange Anlaufszeit, fehlender Appetit zum Frühstück, Augenrötung, geplatzte Bindehautgefäße einseitig, kratzig-heisere, belegte Stimme, Kopfschmerz mit Ausstrahlung hinter und in die Augen, Schwellungen im Gesicht und in den Fingern, steife, klamme Gelenke, verstopfte Nase, Nieszwang.

Kopf, Gehirn und Nerven betreffende Symptome

Allgemein: Störungen von Bewegungsabläufen, Anstoß-, Stolperneigung, Drall beim Gehen, Kurve »schlecht kriegen«, Benommenheitszustände, Durchschlafstörungen, eingeschränkte Parallelhandlungsfähigkeit (gehen und reden, lesen, essen und reden),

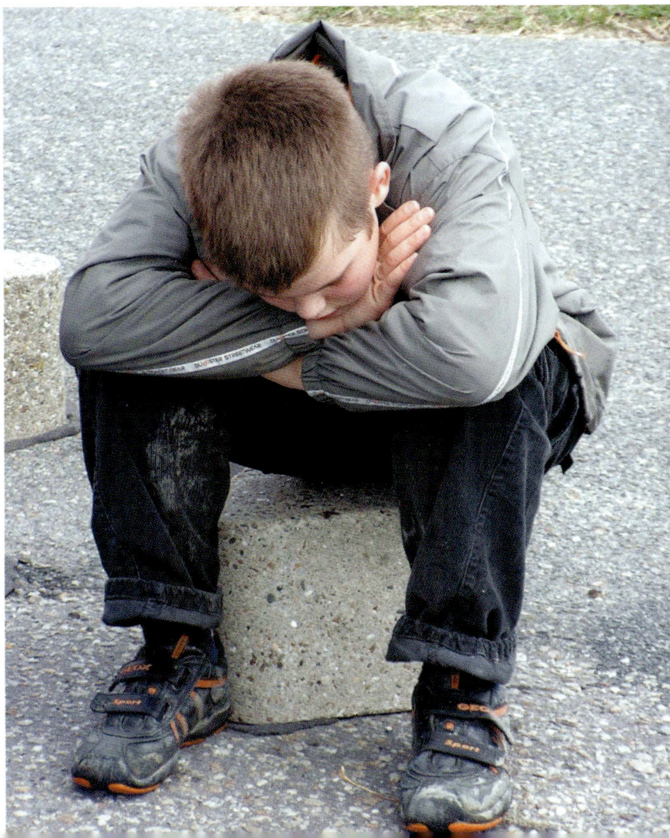

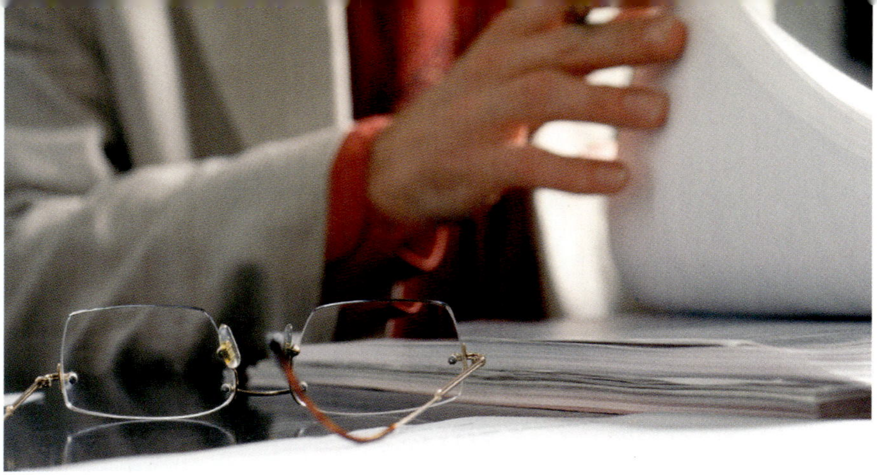

eingeschränktes Kurzzeitgedächtnis, gesteigerte Empfindlichkeit gegen Zugluft (Nacken, Gesicht), gestörte Feinmotorik, Konzentrationsstörungen, Kopfschmerzen vom Spannungstyp, leichte Ablenkbarkeit, Denk-, Sprachschwierigkeiten, Migräne, Orthografiefehler, Schnarchen, nächtlicher, zeitlich begrenzter Atemstillstand, Schwindel, Gleichgewichtsstörungen, Schwindelauslösung durch: Überkopfarbeiten, schnelles Kopfdrehen, schnelle Bildfolgen (TV, Straßenverkehr), bei fehlenden visuellen Fixationspunkten (Schiff, Flugzeug), bei schnellen Augenbewegungen), Sprachstörungen (Wortfindung, -wahl, Zungenartikulation), starke Stressempfindlichkeit (bevorstehende Termine, Besuche).

Arme, Hände, Beine Füße: plötzliches Einknicken der Hüft-, Knie- oder Sprunggelenke, unkontrollierte Muskelan- oder -entspannung in Ruhe und nachts, Fuß-, Fersenschmerzen beim Gehen, Laufen, Radfahren, brennendes oder kribbelndes Gefühl in Händen, Füßen, Armen oder Beinen, wechselnde Taubheit an Gesicht, Armen, Händen, Oberschenkeln und Rumpf, evt. seitenbetont, zeitweilige Lähmungszustände von weniger als 24 Stunden Dauer (Gesicht, Arme, Beine), unklare Schmerzen in Rumpf, Rücken, Ober-, Unterschenkel, unruhige Füße.

Augen: Blend-, Lichtempfindlichkeit, Brillenverordnung, Brille passt mal, passt mal nicht, eingeschränktes räumliches Sehen, Gesichtsfeldausfälle, Augen-Rötung, -Blutung, Sehen von nicht vorhandenen Lichtblitzen oder fliegenden Mücken, Liegen und Lesen unmöglich, nach längerem Lesen: Augapfelschmerzen, Verschwimmen der Schrift, Wegspringen der Zeilen; Nachtblindheit, Dämmerungssehen eingeschränkt, Schleier-, Verschwommensehen, evt. mit Schwindel oder Übelkeit, Müdigkeit und Erschöpfung der Augen, trockene Augen, verzögerte Anpassung bei Lichtwechsel oder Fern-, Nahsehen.

Ohren: Druckgefühl im Ohr, eingeschränktes Hören bei Hintergrundgeräuschen, Gehörgangsjucken, -ekzeme, gesteigerte Schmalzbildung, heftige, einschießende Ohrenschmerzen, Hörsturz, Lärmempfindlichkeit bis hin zur unnatürlich gesteigerten Angst davor (Phonophobie), besonders Hochtonüberempfindlichkeit, teilweise schmerzhaft, Mittelohrentzündung, Tinnitus.

Psychische Symptome

Alb-, Angstträume, Ängste vor Höhe, Tunnel, Räumen oder Menschen etc., Panikattacken, Ängste als Pkw-Beifahrer/in, Antriebseinbußen, depressive Phasen, gesteigerte Reizbarkeit, Psychosen, schizoide Reaktionen.

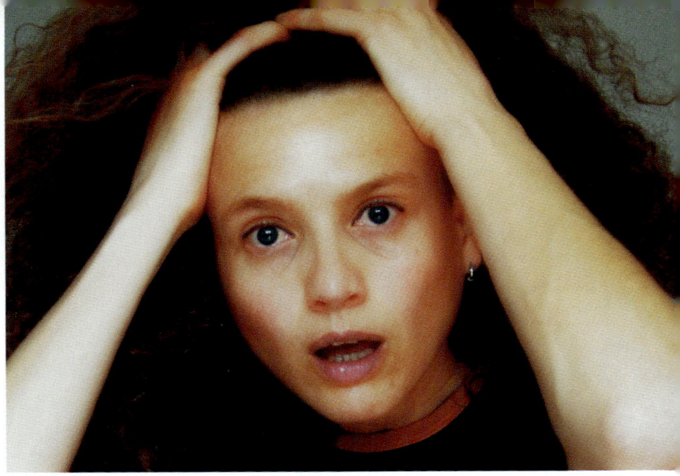

Haut- und Bindegewebe

Haarausfall, brüchige Nägel, gelblich-braune Hautflecken und bräunliche Narben, Ekzeme, Akne, Schuppenflechte, Rosacea, Hautflechten, Hornschwielen an Fersen und Fußballen, Insektenstichüberreaktionen, Längs- und Querrillen der Nägel, schmerzhafte, schnittartige Einrisse an Fingerkuppen und Fersen, schmerzhaftes spontanes Platzen kleiner Äderchen an den Fingergelenken, starke Schwitzneigung, Sonnenlicht-Unverträglichkeit, Pusteln, zeitweilige starke Hautblässe, Trockenheit der Haut, Verlust der Halbmonde der Nägel, verzögerte Wundheilung, Weißfleckennägel.

Herz-Kreislauf-System

Luftknappheit bei schrägen Anstiegen oder Tätigkeiten in vorgebeugter Haltung, beim Radfahren, zusätzliche

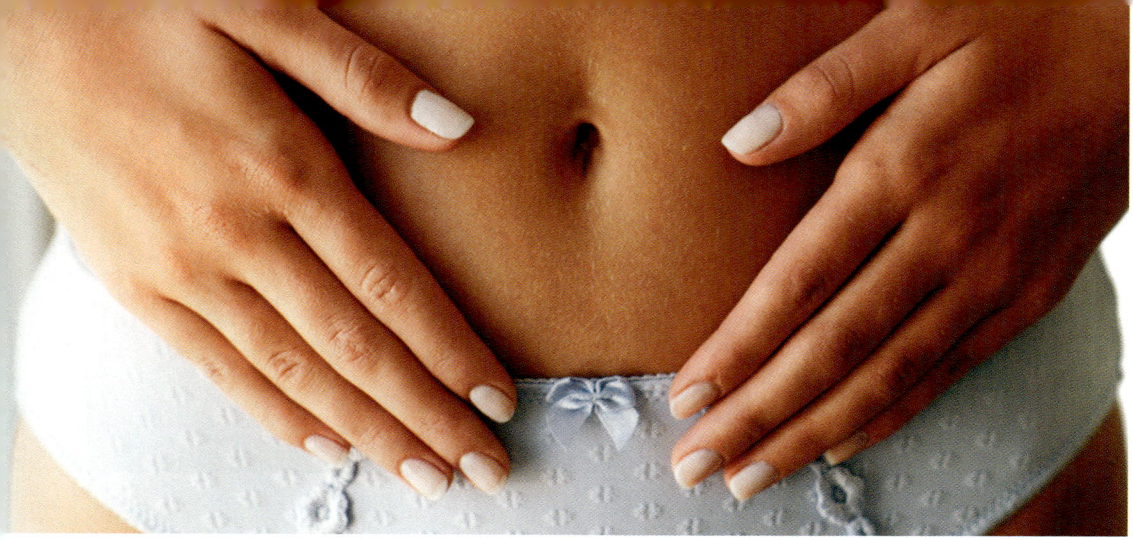

Herzschläge (lage- oder bewegungsabhängig oder spontan), Herzschmerzen, Schmerzen im Brustkorb (Angina pectoris) durch Stress, Pkw- oder Radfahrten, niedriger Blutdruck, der in Hochdruck übergeht, nächtliche Sympathicus-Attacken mit Herzjagen, Schweißausbrüchen, Gefühl des Nicht-Luft-kriegen-könnens, Hautblässe, Herzjagen tagsüber.

Atmungsorgane

Anstrengungsasthma, Brennen der Bronchien, empfindliche Bronchien, chronische Nasennebenhöhlen-Entzündungen, Nasenbluten (meist einseitig), Geruchssinn–Einschränkung, Hüstel- und Räusperzwang, besonders früh und abends, multiple Chemikalienüberempfindlichkeit, nächtliches Zuschwellen der Nase, Niesattacken am Morgen, bei Staub oder durch Luftschadstoffe, Polypenbildungen, Schmerzen oder Schwellungen über den Kieferhöhlen, trockene Nase, Triefnase bei Kälte, Staubexposition, in gebückter Haltung oder durch Luftfremdstoffe, Zuschwellen der Nase durch Gerüche oder Zigarettenrauch.

Verdauungssystem

Allgemein: Globusgefühl, Passagestopps der Nahrung, Speiseröhrenkrämpfe, Schluckschmerzen, Esszwang alle 2 bis 8 Stunden, absolute Alkohol-Unverträglichkeit, Esszwang nachts, Gewichtsverlust oder -zunahme, Nahrungsmittel-Unverträglichkeiten, Inkonstanz der Nahrungsmittel-Unverträglichkeiten, starke Müdigkeit nach

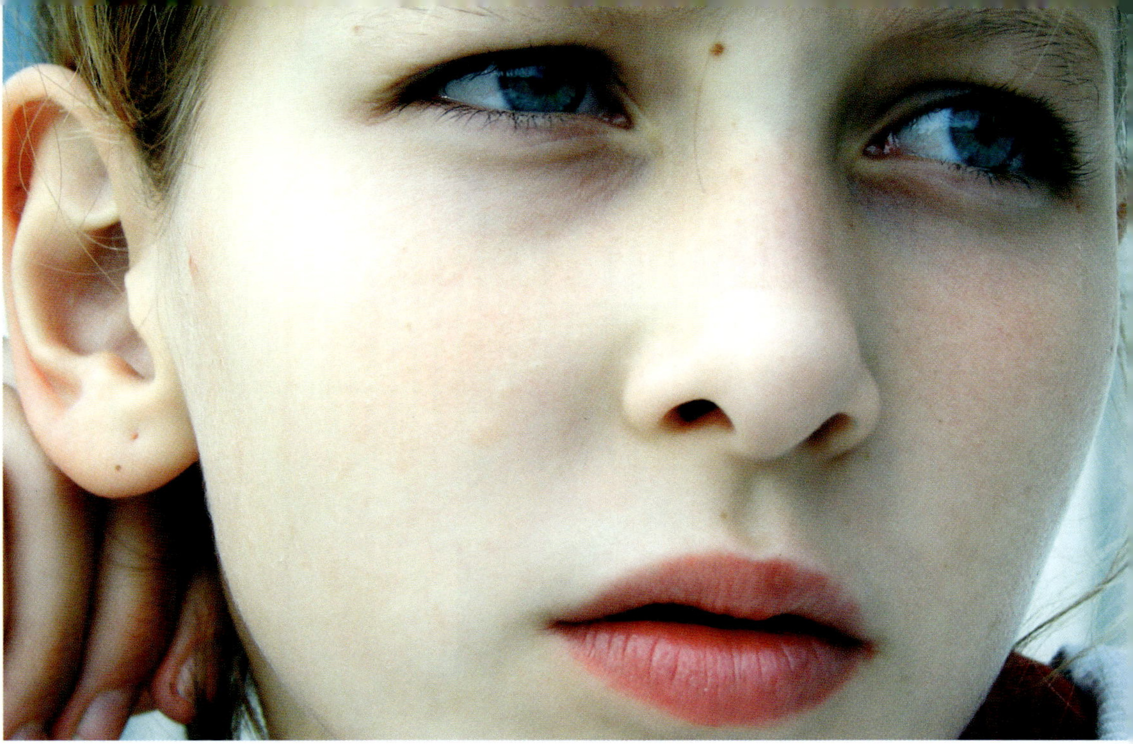

dem Essen, Stressempfindlichkeit mit Völlegefühl oder Übelkeit, Sodbrennen.

Mund: abfließender Rachenschleim, Bissverletzungen beim Kauen und Reden, einschießende »Zahnschmerzen«, Geschmacksirritationen, Zahnfleischentzündung, Parodontose (Ober- oder Unterkiefer und seitenbetont), nächtlicher Speichelfluss, Sodbrennen mit Speiseröhrenreizung oder -entzündung, Hauteinrisse, Schmerzen der Kiefergelenke und Kaumuskeln, Schmerzen durch Fruchtsäuren, trockener Mund, zeitweise schwere Zunge beim Sprechen, Unverträglichkeit kalter Getränke oder Speiseeis (Rachenschmerzen, Stirnkopfschmerz), Zahnwurzelentzündungen, Zungenbrennen.

Darm: After-, Enddarmkrämpfe nachts oder nach Stuhlgang, Darmentzündungen, Reizdarm, kleine Darmausstülpungen (Divertrikel), kolikartige Bauchschmerzen, Blähungen, Neigung zu Durchfällen mit explosionsartigen Stuhlabgängen, Verstopfung, Schleim- oder Blutabgänge unklarer Ursache.

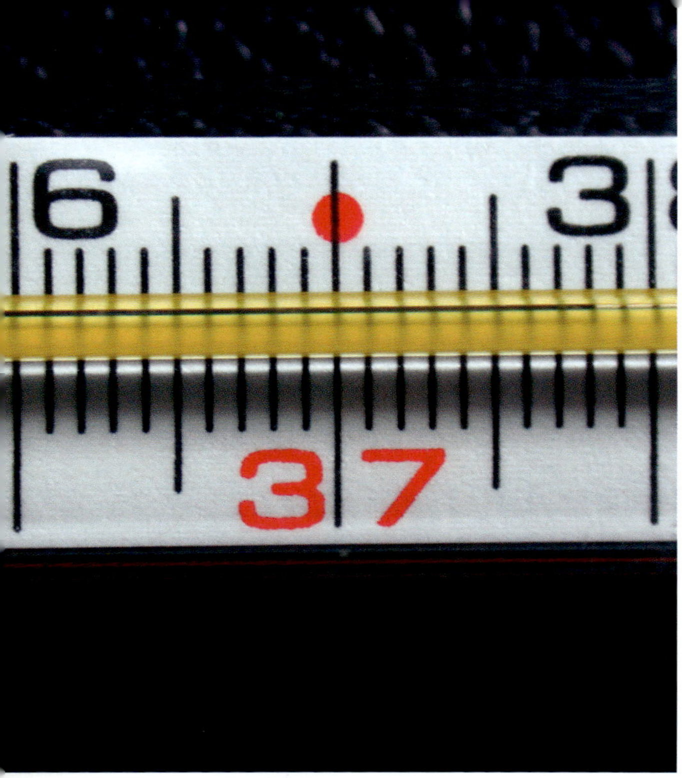

Leber: Cholesterin- und Triglycerid-erhöhung, erhöhte Leberwerte (bes. GT), Druckschmerz über Lebergegend bei Pkw-Fahrten oder längerem Sitzen, Gallensteinbildung.

Bauchspeicheldrüse: Zuckerkrankheit, Unterzuckerungsattacken.

Harn- und Genitalorgane

Zyklusunregelmäßigkeiten, Endometriose, Harndrangsattacken, Unfruchtbarkeit, Kälte- und Stressempfindlichkeit der Harnblase, Gebärmutterwucherungen (Myome), Eierstockzysten, Prostata-Vergrößerung, Libidoverlust, Schmerzen bei Sexualverkehr, Genitalkrämpfe, trockene Genitale.

Bewegungsapparat

Bandscheibenschäden, Arthrosen, Erschütterungsbeschwerden (Treppab-Gehen, Rad-, Pkw-, Bahnfahrten), Muskelschmerz-Syndrom (FMS), Fuß-, Unterschenkelschmerzen beim Laufen und Radfahren, HWS-, LWS- und Sakralschmerzen, kalte Füße/Hände (auch im Sommer), Kraftminderung bei Belastungen mit langen Erholungsphasen, Muskelkrämpfe, Muskelschwäche/Kraftverlust, Nacken-, Hinterhaupts-, Schulterschmerzen, Gelenkergüsse, wechselnde Gelenkschmerzen in Schultern, Ellenbogen, Knie, Hüfte.

Immunsystem

Allergien, Autoimmunerkrankungen, fehlende Fieberreaktionen bei Infekten, Fieberattacken unklarer Ursache, Herpes, Pilzerkrankungen, Reaktivierungen von Virenerkrankungen, leicht erhöhte Körpertemperaturen nach körperlich-geistiger Erschöpfung, meist am Abend.

Man muss es sich einmal vorstellen: Gesunde, leistungsfähige Menschen fielen plötzlich gesundheitlich in ein »schwarzes Loch«. Sie klagten über Beschwerden, die durch Routineuntersuchungen nicht belegt werden konnten. Ihre Leistungseinschränkung führte nicht selten zum Arbeitsplatzverlust. Gegenüber Ärzten, Behörden, Kollegen, Bekannten und Verwandten waren sie ständig dem Druck ausgesetzt, sich rechtfertigen zu müssen. Dazu fehlte ihnen aber zunehmend die Kraft und die Motivation, reichten doch mitunter ihre Reserven kaum noch aus, mit ihrem eigenen Körper zurechtzukommen. Junge, gesunde, vitale Menschen entwickelten Erkrankungen an vielen Organen nach oben genanntem Muster (Multisystemerkrankungen). Die Symptome variierten, allen gemeinsam war jedoch im Verlauf der Folgejahre der »Streu-Effekt«: Immer intensivere Symptome, immer mehr Organe involviert und schließlich der Ausbruch von handfesten Organerkrankungen. Die Mehrheit der Betroffenen sah keinen Bezug zu ihrer »Schwachstelle Genick«. Nur elf Patienten waren von diesem Zusammenhang überzeugt.

Traten die Schädigungen des Nackens bereits ab Kindes- und Jugendalter und in mehrfachen Ereignissen auf, entwickelten sich schwerere chronische Multisystemerkrankungen, zum Beispiel Multiple Sklerose, Darmentzündungen, Multiple Chemikalien-Empfindlichkeit (MCS) oder ein Chronisches Müdigkeitssyndrom (CFS).

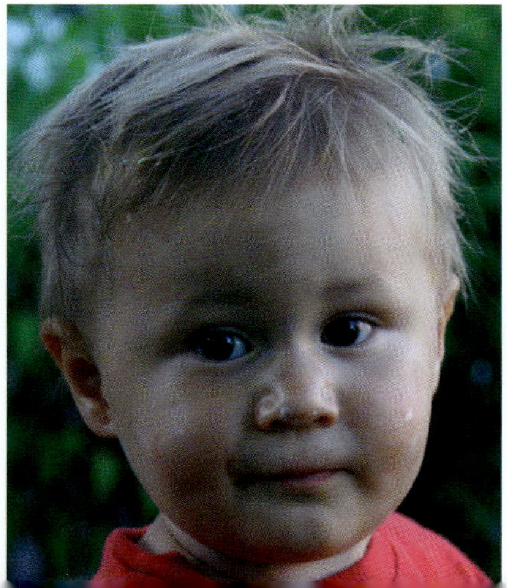

■ Leider ist Petra B. zu den Letzteren zu zählen. Vielleicht hatte sie schon eine Mitochondropathie von ihrer migränekranken Mutter geerbt. Vielleicht hat sie aber auch selbst durch das Reiten im Kindesalter und den Handballsport ihre Halswirbelsäule geschädigt und daraufhin ihre Erkrankungen bis hin zur Darmentzündung entwickelt.

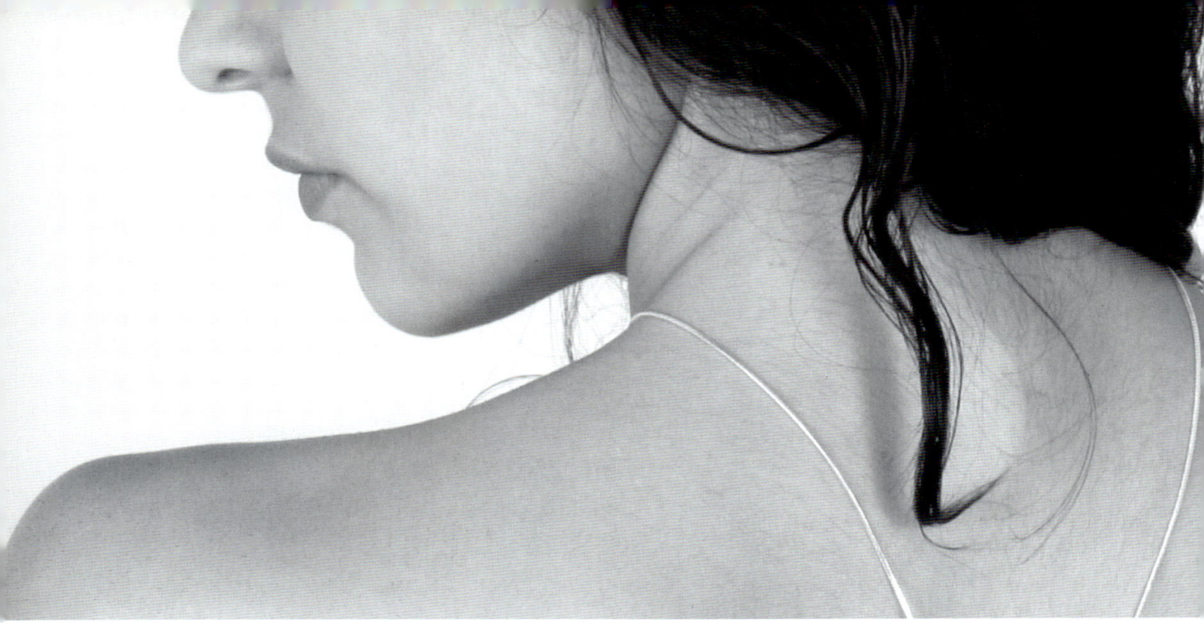

Kapitel 5 Die Krankheiten in ihre Schranken weisen

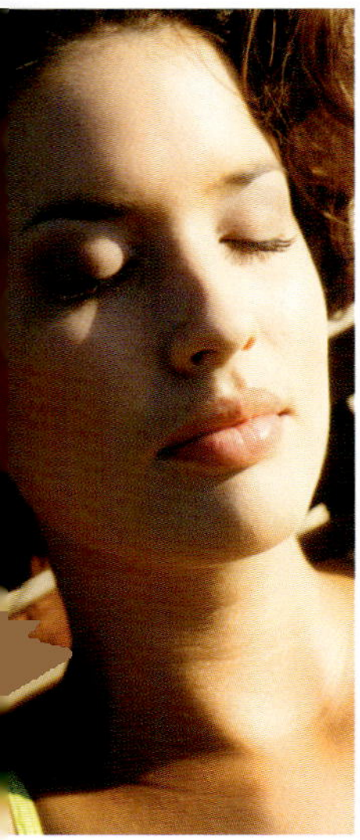

Die drei starken Säulen der mitochondralen Therapie und ihre Erfolge.

Die Therapie der instabilen Halswirbelsäule mit Mitochondropathie muss auf mehreren Ebenen stattfinden. Zum einen sollte natürlich die Ursache so weit wie möglich beseitigt werden, zum anderen müssen die bereits entstandenen Symptome und Krankheiten behandelt werden, und nicht zuletzt ist es wichtig, dass Vorsorge getroffen wird, damit sich nicht weitere gesundheitliche Probleme entwickeln. Das heißt:

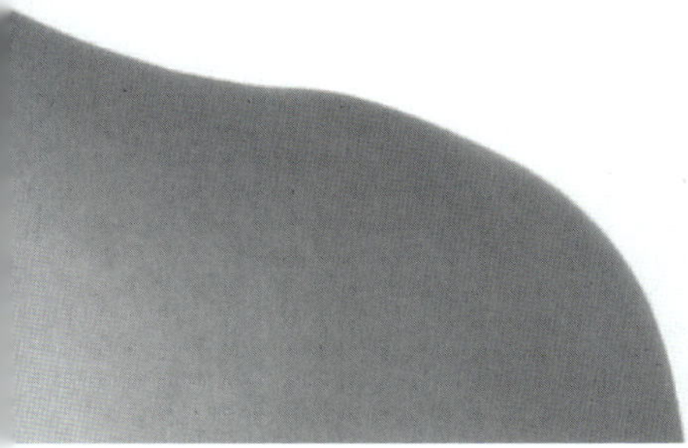

Erstens

■ Der Nacken braucht jede Unterstützung, die möglich ist, um stabiler zu werden. Allem voran funktioniert das über eine gekräftigte Muskulatur. Spezielle Behandlungen durch erfahrene Therapeuten sind hier vonnöten, um nicht noch mehr Schaden anzurichten. Diese Therapeuten sollten Ihnen nackenkräftigende Übungen zeigen, die Sie zu Hause regelmäßig durchführen.

■ Ebenso wichtig ist eine gute nächtliche Unterstützung von Hals und Körper durch passende Matratzen und Kissen für einen erholsamen Schlaf und einen ausgeruhten und den Anforderungen des Alltags gewachsenen Menschen mit stabilem Nacken am nächsten Tag (s. Kap. 5.1).

Zweitens

■ Die optimierte Ernährung ist die zweite starke Säule der Therapie. Hier suchen Therapeut und Betroffene zusammen den richtigen Weg, denn die optimale Ernährung kann von Mensch zu Mensch sehr unterschiedlich ausfallen. Die gezielte Einnahme von Mikronährstoffen (Vitamine, Mineralien etc.) ist unbedingt notwendig und sollte mit versierten Ärzten oder Heilpraktikern geplant und im Verlauf immer wieder kontrolliert werden (s. Kap. 5.2).

Drittens

■ Vorbeugen ist besser als heilen! Es ist natürlich vorteilhafter und gesünder, wenn Symptome noch gar nicht aufgetreten sind. Wenn Sie also den Verdacht haben, dass Ihr Nacken einen »Knacks« hat, dann hören Sie darauf und seien Sie vorsichtig mit sich und Ihrem Körper (s. Kap. 5.3).

■ Nur mit einem derartigen »Allround-Programm« können die fatalen Auswirkungen des instabilen Nackens verhindert oder zumindest eingeschränkt

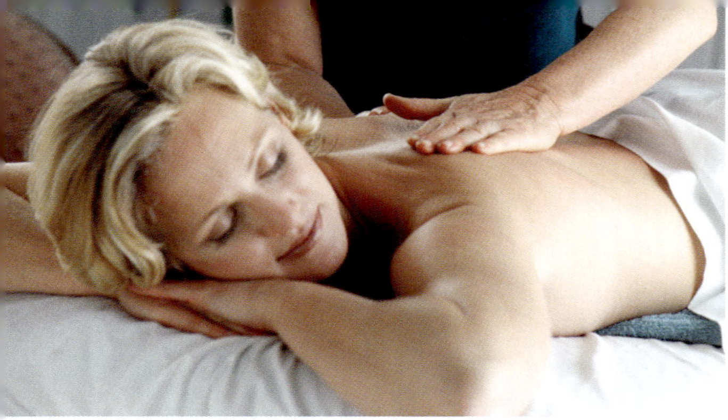

werden. Auf diesem Wege ist es möglich, dass Genick-Instabile wieder leistungsfähig werden und bleiben und sich einer hohen Lebensqualität erfreuen können. Lesen Sie auf den folgenden Seiten, wie die drei starken Säulen der Therapie genau aussehen und welche Erfolge mit ganz einfachen Mitteln erzielt werden konnten!

5.1. Die erste starke Säule: Den Nacken Tag und Nacht stützen

Instabile Regionen der Halswirbelsäule versteifen mit der Zeit, ihre Beweglichkeit lässt deutlich nach. Die Lösung dieser Blockaden und eine parallele Kräftigung der Muskulatur im Nacken sind das A und O im Kampf gegen die Folgen der Instabilität im Genick. Die aufgelisteten Therapiemethoden haben nach Erfahrung des Autors für die Betroffenen eine spürbare Besserung gebracht:

- Atlas-Therapie nach Arlen
- Brügger-Therapie
- Vojta-Therapie
- Craniosacrale Therapie
- Sedlmayr-Therapie (Österreich)
- Feldenkrais-Methode
- Somatic Experiencing
- Dorn-Therapie
- Therapie nach Khan oder Schümperli.

Alle diese Manualtherapieformen gehören in die Hände von ausgebildeten Fachkräften. Die Fehlstellung im Genick muss genau erspürt und passend gegengesteuert werden. Falsch ausgeführte »Korrekturen« oder Bewegungen können die Instabilität im Nacken verstärken und die Folgesymptome verschlimmern. Daher nennen wir an dieser Stelle keine Übungsbeispiele.

Dabei geht es nicht nur darum, Übungen für den Nacken zu machen. Der ganze Körper ist betroffen, denn beim menschlichen Skelett handelt es sich nicht um eine Maschine. Alle Knochen und Gelenke bilden miteinander ein System, bei dem, wenn an einer Stelle eine falsche Stellung auftritt, das

Auch der Zahnarzt kann helfen

Eine Zusammenarbeit mit einem Zahnarzt oder Kieferchirurgen kann sehr wirkungsvoll sein: Alleine das Tragen einer Aufbiss-Schiene in der Nacht kann eine deutliche Besserung bewirken, weil es den Druck auf den Kopf und die Halswirbelsäule vermindert. Oder wenn Zahnfehlstellungen beseitigt werden, die Ursache für eine falsche Kräfteverteilung im Schädel waren, können sich Beschwerden deutlich verbessern.

gesamte System ausgleicht. Wie bei einem Turm aus Bauklötzen: Verschiebt man jedes Klötzchen ein bisschen, wird der ganze Turm schief und instabiler, aber er hält noch. Will man einen Unterschied der gleichen Größe an nur einer Stelle zwischen zwei Bauklötzchen ausgleichen, dann fällt der Turm sofort um. Und genau daher ist es wichtig mit einem guten Therapeuten das gesamte System Mensch zu betrachten. Alle oben genannten Therapieformen beachten den gesamten Bewegungsapparat und die Wechselwirkungen in ihm.

- Die Behandlungen sollten zuerst häufiger und nach einer gewissen Besserung nach Bedarf stattfinden. Suchen Sie sich einen erfahrenen Therapeuten möglichst in Ihrer Nähe, je weniger Ihr Nacken nach der Behandlung beim Auto- oder Straßenbahnfahren erschüttert wird, desto wirkungsvoller für Sie.

- Bei sehr schweren Schädigungen kann es vorkommen, dass diese Therapien alle nicht vertragen werden. Als allerletzte Möglichkeit bleibt dann die Versteifungsoperation der instabilen Halswirbel. Dies ist allerdings nicht die Regel, sondern eine Extrembehandlung mit der Folge starker Bewegungseinschränkungen für den Patienten.

- Lassen Sie sich von Ihrem Therapeuten umfassend beraten. Sie sollten Übungen für zu Hause und am Arbeitsplatz gezeigt bekommen und diese zu Beginn unter Kontrolle durchführen. Nichts kann Sie mehr unterstützen als eine gut ausgebildete Muskulatur im Nacken! Diese erreichen Sie durch regelmäßiges Üben. Besser noch, Sie versuchen die Übungen in Alltagssituationen einzubauen: Beim Telefonieren, in der Badewanne, im Auto an der

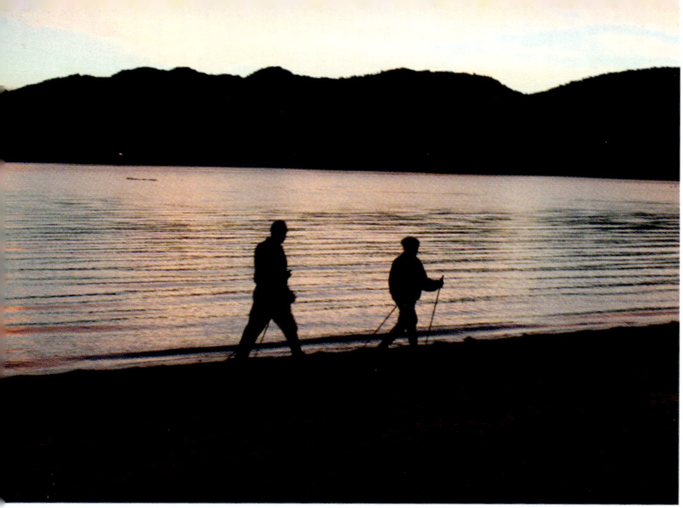

Ampel, an der Bushaltestelle, im Kino etc. Sie sollten bei Ihrem Therapeuten auch Hinweise für richtiges Sitzen, Bücken, Gehen und nicht belastende, langsame Kopfbewegungen erhalten. Überprüfen und verbessern Sie Ihren Arbeitsplatz und Ihre Freizeit dahingehend. Kaufen Sie sich zum Beispiel nur noch Schuhe mit weichen Absätzen, benutzen Sie ein gefedertes Fahrrad mit hohem Lenker, ein weiches Sitzkissen und eine bequeme Halsmanschette beim Autofahren.

- Rückentrainierende Maßnahmen wie Nordic Walking, Trampolin-Springen, das Üben in Kieser-Zentren oder Ähnliches sind ebenfalls sehr hilfreich. Zahlreiche Einweisungen in Rheuma- oder Reha-Kliniken ließen sich bei den Patienten des Autors allein durch diese Maßnahmen verhindern.

- Nachts kann ein instabiler Nacken stark gereizt werden und alle schon beschriebenen Symptome hervorrufen. Kennen Sie Herzrasen und Schweißausbrüche in der Nacht oder das einseitige Zuschwellen der Nase bis hin zum Nicht-mehr-atmen-können? Dies und vieles andere sind typische Symptome der durch die Wirbelverkantung gereizten Nerven (siehe Kap 3). Ein optimales Nackenkissen und die passende Matratze können da Wunder wirken! Allerdings sollte ein Nackenkissen nicht blind auf Verdacht, sondern möglichst nach ein- bis zweiwöchiger Probezeit gekauft werden. Seien Sie beim Kauf Ihres Kissens hartnäckig. Auch wenn beim sechsten Umtausch das verkniffene Gesicht des Verkäufers Bände spricht, lassen Sie sich nicht beirren. Zwei Dinge überläßt man nie ohne triftigen Grund fremden Händen: die eigene Gesundheit und das eigene Geld! Und hier geht es ja sogar um beides!

- Manchmal sind Nächte in Hotel- oder Gästebetten hilfreich, die über Symptombesserungen einen Hinweis auf das passende Kissen bringen. Preiswert und gut kann ein straff ge-

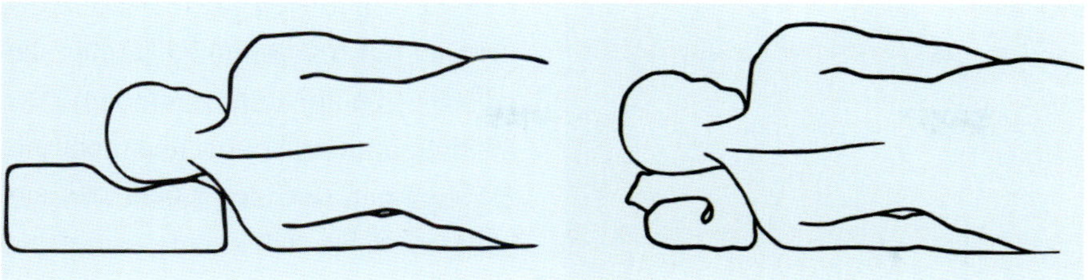

polstertes Federkissen sein, das leicht durch das Zusammenfügen der Füllungen von zwei wenig gefüllten selbst hergestellt werden kann. Mit einem Federgehalt von 1,8 - 2 kg auf 80 cm² ist es fest und elastisch. Wird es vom oberen Ende unter den Kopf geknautscht oder eine Ecke unter den Kopf eingerollt, streckt es sanft die im Schlaf entspannte Halsmuskulatur. Ein dünnes Kissen ist dazu nicht in der Lage.

■ Bei ca. zwei Drittel der Patienten reicht ein gutes Kissen aus. Wieder schlafen können wie ein König! Es ist die halbe Miete im Gesundungsprozess. Bringt Ihnen ein verbessertes Kissen alleine noch keinen erholsamen Schlaf, da Sie auch von Rücken- und Gliederschmerzen gequält werden, muss eine andere Matratze her. Auch hier sollte nicht auf Verdacht gekauft werden. Gut ist ein beheizbares Wasserbett oder eine weiche oder individuell einstellbare Matratze, in der jeder Knochen sein Loch findet, egal in welcher Lage. In speziellen Bettenhäusern gibt es Experten, die fachkundig beraten. Seien Sie auch hier unnachgiebig, bis Sie die optimale Matratze gefunden haben, es geht um nichts weniger als Ihre Gesundheit und Ihre tagtägliche Lebensqualität!

Alternativlos!
Ein optimales Nackenkissen und die passende Matratze sind durch keine anderen Therapieschritte ersetzbar!

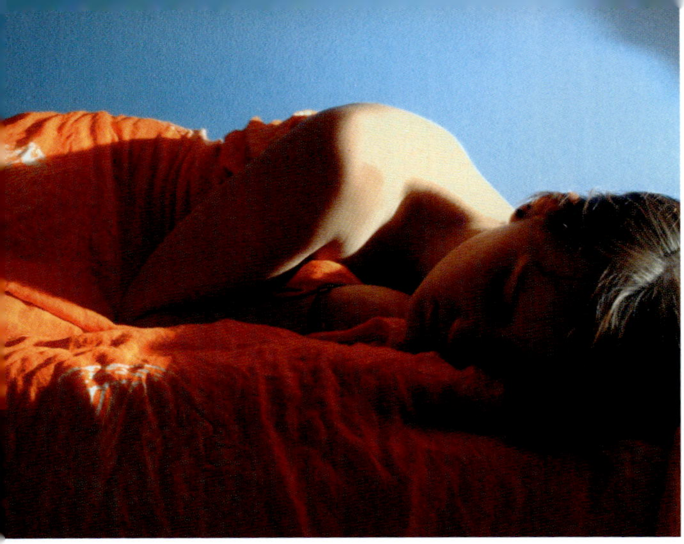

■ Ein guter und erholsamer Nachtschlaf ohne fortwährende, neue Reizung durch Fehlstellungen der oberen Halswirbel ist für jeden Therapieerfolg unbedingte Voraussetzung. Ebenso kann tagsüber nur die eigene Muskulatur im Nacken dessen Instabilität ausgleichen. Andere Maßnahmen sind dazu nicht in der Lage. Dauerhaft getragene »Halskrausen« schwächen und destabilisieren den Nacken. Sie können nur kurzzeitig im akuten Zustand Fehlhaltungen verhindern. Vermeidungsstrategien bei Haltung und Bewegungen sind der falsche Weg. Es geht um eine schonende, langsame und deutliche Kräftigung der umgebenden Muskulatur. Damit kann man sehr weit kommen. Jeder, der den Verdacht hat, dass sein Nacken angeknackst ist und der gar schon die Folgen davon deutlich spürt, ist gut beraten, direkt in ein Spezialgeschäft zu gehen und sich schnellstmöglich mit einem passenden Kissen zu versorgen. Selbstverantwortung ist der erste Schritt zur eigenen Gesundheit!

■ Hätte Petra B. das vorher gewusst und ein ihr entsprechendes Übungsprogramm durchziehen können, dann hätten die Folgen des kleinen Schwimmunfalls vielleicht anders aussehen können. Der Stoß wäre auf eine gut geschulte und gekräftigte Muskulatur getroffen, die den Hals stabiler gehalten hätte.

5.2 Die zweite starke Säule: Dem NO ein Schnippchen schlagen mit Mikronährstoffen

■ Die erste Therapiesäule ist darauf angelegt, die Ursache der Beschwerden so weit wie möglich auszuschalten. Obwohl mit der Kräftigung des Nackens viel erreicht werden kann, kommt es dennoch immer wieder zu Reizungen, die sich nicht vermeiden lassen.

Und damit läuft der in den vorhergehenden Kapiteln beschriebene Krankheitsgenerator weiter. Er läuft längst nicht mehr so hochtourig, aber er läuft. Und damit gibt es weiterhin die Reizungen, die Dauerentzündungen und all ihre negativen Folgen bis hin zur Mitochondropathie. Hauptübeltäter ist im Stoffwechselgeschehen immer wieder das NO (Stickoxid). In ihm liegt der wichtigste Schlüssel für die weitere Behandlung der Symptome und Krankheiten. Der Autor hat sehr viele Versuche gestartet, dem NO beizukommen, und schließlich ist er fündig geworden: Vitamin B_{12} arbeitet im Körper als sehr effektiver NO-Schutz. Wenige Minuten nach einer Injektion mit B_{12} konnte nachgewiesen werden, dass der NO-Gehalt der Ausatemluft der so behandelten Patienten drastisch sank. Seit dieser bahnbrechenden Entdeckung ist die Grundlage einer jeden Therapie gegen die Folgen der instabilen Halswirbelsäule klar: Zuerst muss Vitamin B_{12} in hohen Dosen gegeben werden, damit sich die falsch laufenden Entzündungs- und Krankheitsmechanismen im Körper wieder beruhigen können. Aber das alleine reicht natürlich meist nicht aus. Bereits bestehende Mangelsituationen bei Mineralstoffen oder Vitaminen, die die Folge des entgleisten Geschehens im Körper während der hohen NO-Dauerproduktion sind, müssen ausgeglichen werden. Die Therapie der Mitochondropathie ist eine Mikronährstofftherapie.

■ Mikronährstoffe dürfen nicht wahllos eingesetzt werden. Sie sind in ihrer Wirkung zum Teil aufeinander angewiesen, so dass eine bestimmte Therapieabfolge eingehalten werden muss, um dem Körper nicht noch zusätzlich zu schaden oder nutzlos Stoffe einzunehmen, die der Körper noch gar nicht verwerten kann. Auch kann es unter Umständen zu unerwünschten Wirkungen kommen. Um all dies zu vermeiden, lesen Sie die folgenden Seiten aufmerksam und suchen Sie sich einen in diesem Bereich erfahrenen Heilkundigen, der Ihre Therapie sinnvoll und Ihren Bedürfnissen entsprechend zusammenstellt.

Mikronährstoffe – Makronährstoffe

Nährstoffe braucht der Mensch zum Überleben. Er zieht daraus seine Energie, baut sein Körpergewebe auf, schützt sich vor Krankheiten uvm. Unterschieden wird bei den Nährstoffen in Makro- und Mikronährstoffe.

Makronährstoffe sind die Stoffe, die in der Ernährung in großen Mengen enthalten sind. Das sind Kohlenhydrate, Proteine und Fette.

Kohlenhydrate sind Zucker (Saccharose, Haushaltszucker), Traubenzucker (Glukose) oder Fruchtzucker (Fruktose) und viele andere und Stärke (Mehl und Mehlprodukte, Reis, Kartoffeln etc.). Sie sind der hauptsächliche Energielieferant der Ernährung.

Proteine, auch Eiweiße genannt, sind in Fleisch und Fisch viel enthalten, aber auch in Sojabohnen und anderen Hülsenfrüchten. Gemüse und Obst enthalten wenig Protein. Proteine sind Stoffe in Kettenform. Die einzelnen Perlen dieser Ketten sind Aminosäuren. Während der Verdauung werden die Proteine zu den Aminosäuren aufgespalten und können dann im Körper wieder zu eigenen Proteinen zusammengesetzt werden oder als einzelne Aminosäure für anderes Ausgangsstoff sein (z. B. Hormone).

Fette sind für alle Lebewesen die Speicherform für Energie. Daher kommen sie als Fettschichten in tierischen Produkten vor (Speck, abgesetztes Milchfett) oder als fettige Samen bei Pflanzen. Fette bestehen immer aus einem Gittergerüst, an dem Fettsäuren hängen. Die Fettsäuren können einerseits als Energielieferant von unserem Körper direkt abgebaut werden oder in eigene Fette umgebaut und in eigenen Fettschichten gelagert werden. Aus Fettsäuren werden aber auch Membranen gebildet, die notwendig sind, Zellen voneinander oder verschiedene Bereiche innerhalb einer Zelle abzutrennen. Weiterhin haben Fettsäuren Funktionen als Ausgangsstoffe für lebenswichtige Substanzen (Hormone, Entzündungsstoffe).

Mikronährstoffe sind in der Nahrung im Vergleich zu den Makronährstoffen nur in geringen Mengen enthalten, aber der Körper braucht sie auch nur in diesen Mengen. Mirkronährstoffe sind Mineralstoffe, Vitamine, Spurenelemente sowie manch andere Stoffe, die noch dazu gerechnet werden. Über ihre Bedeutung erfahren Sie viel im untenstehenden Text.

Manche Therapeuten arbeiten mit Mirkonährstoffen als eine Art Medikamente, diese Therapieform wird als Orthomolekulare Medizin bezeichnet.

Schritt 1 der Mikronährstofftherapie: Vitamin B_{12}

Vitamin B_{12} heißt auch Cobalamin. Es wird als Nahrungsergänzung oder Medikament als Cyanocobalamin oder Adenosylcobalamin angeboten. Bei den meisten Menschen mit instabilem Genick und seinen Folgen liegt ein deutlicher Mangel an diesem Vitamin vor. Daher ist es immer sinnvoll, die Therapie mit Vitamin B_{12} als Spritzen unter die Haut zu beginnen. Der große Vorteil daran ist, dass der Körper das B_{12} dann sicher aufnimmt. Denn die Voraussetzungen für die Vitamin B_{12}-Aufnahme im Verdauungstrakt sind eine ausreichende Produktion von Säure und ein so genannter »intrinsic factor« im Magen sowie eine normale Dünndarmfunktion. Das alles ist am Anfang einer Behandlung selten gegeben, da die Betroffenen häufig Medikamente nehmen, die genau diese Funktionen einschränken (z. B. Magensäurehemmer) bzw. keinen normal funktionierenden Verdauungstrakt haben und vielfach Unverträglichkeiten gegen Nahrungsmittel bestehen. Hier muss erst wieder Ordnung ins System gebracht werden, dann kann auf eine Einnahme von Vitamin B_{12}-Tabletten oder -ampullen umgestellt werden.

Wissenswertes zu Vitamin B_{12}

Vitamin B_{12} kommt in nennenswerten Mengen nur in Fisch, Fleisch und Wurst vor. Daher haben Vegetarier und besonders Veganer (leben nur von pflanzlichen Produkten) oft einen Mangel daran. Ein Mangel an Vitamin B_{12} in der Nahrung bleibt normalerweise lange verborgen, da der Körper das Vitamin vor allem in der Leber und den Muskeln speichert und nur langsam verbraucht. Echte Mangelsymptome treten daher erst nach Jahren auf.

■ Nicht so bei Menschen mit instabilem Genick. Die Symptome eines Vitamin-B_{12}-Mangels treten hier schnell und deutlich zu Tage: Blässe, Müdigkeit und Antriebsarmut, Schwindel, reizbare Schleimhäute, Muskelschwächen, Blutbildveränderungen und Veränderungen bei den Nerven von Berührungs- und Tastwahrnehmung bis hin zu Gedächtnis- und Konzentrationsstörungen, Depressionen und Halluzinationen. Und noch viel schlimmer: Der B_{12}-Mangel behindert zusätzlich energieliefernde Stoffwechselwege: Die Patienten vertragen gar nichts mehr, sind zu unvorstellbarer Muskelschwäche verdammt. Meist können sie vormittags noch leichte Erledigungen verrichten, später ist die Kraft zu gering, um einen Kronkorken von der Flasche zu hebeln oder einen Schlüssel im Schloss zu drehen.

■ Vitamin B_{12} ist kostengünstig und kann nicht überdosiert werden. Untersuchungen haben gezeigt, dass eine Einnahme von 10 mg B_{12} täglich über einen längeren Zeitraum hinweg keine Nebenwirkungen erzeugt.

■ B_{12} wird hoch dosiert (bis zu mehreren Tausend Mikrogramm) und kann sehr schnell wirken: Einige Patienten des Autors gaben an, bereits kurze Zeit nach der ersten B_{12}-Spritze Verbesserungen ihrer Gelenkschmerzen zu bemerken. Andere stellten die Wirkung durch das nicht mehr vorhandene Sodbrennen fest. Nach dem Wiedererscheinen dieser gut beobachtbaren Symptome sollten die Dosierung und die Abstände der Spritzen eingerichtet werden. Diese Intervalle können einige Tage bis mehrere Wochen lang sein, das ist individuell sehr unterschiedlich. Stress kann die benötigte Menge in die Höhe schnellen lassen. Aber die Patienten haben es dann selbst in der Hand, mit B_{12} dagegen anzugehen. Viele Patienten lernen, sich selbst die Spritzen zu geben, und bleiben so von Schmerzen verschont. Oder sie steigen nach einer Weile auf die tägliche Einnahme von B_{12}-Nahrungsergänzungsprodukten um. Je länger Vitamin B_{12} zugeführt wird, desto länger können die Intervalle zwischen den Einnahmen bzw. Spritzen werden. Nach einigen Wochen kann die Wirkung allerdings nachlassen. Hier stellt dann eine zusätzliche Versorgung mit Vitamin B_6, Folsäure und Biotin die Wirkung wieder sicher.

■ Die in den vorangegangenen Kapiteln beschriebenen Auswirkungen des NO-Überangebotes im Körper gleichen sich – wie schon beschrieben – nicht alle von alleine aus, wenn dem NO das Vitamin B_{12} entgegengesetzt wird. Hier muss noch weiter nachgeholfen werden. Dies geschieht über die Einnahme von weiteren Mikronährstoffen. Insbesondere wenn der Verdauungstrakt von Symptomen betroffen ist, ist es dringend erforderlich, regelmäßig Mikronährstoffe einzunehmen, um den Körper besser zu versorgen. Ein geschädigter Darm nimmt weniger des ihm Angebotenen auf; je höher das Angebot, desto effektiver die Aufnahme in den Körper.

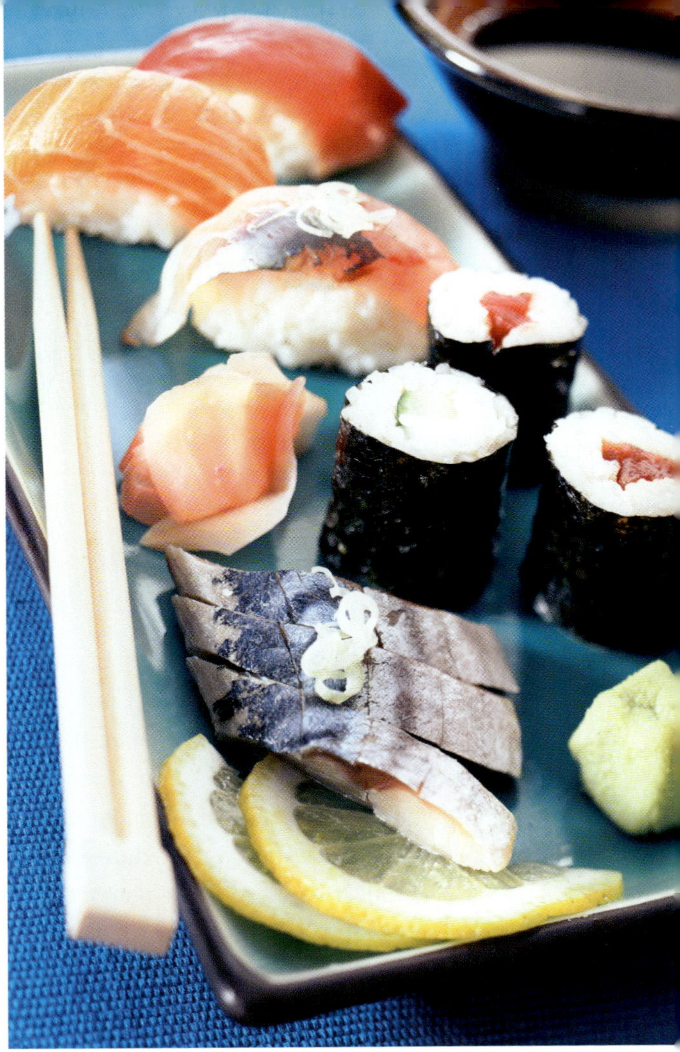

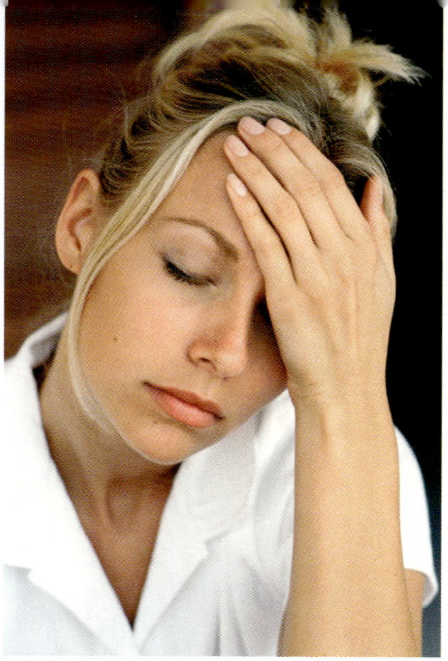

Bisher haben wir nur ein paar Hinweise, wie das Zusammenspiel der für den Menschen lebensnotwendigen Mikronährstoffe untereinander und im Stoffwechsel genau funktioniert. Tatsächlich ist das Wissen darüber noch sehr gering. In der Konsequenz heißt das, dass niemals nur eine oder wenige Substanzen über längere Zeit alleine eingenommen werden sollten, so etwas führt zwangsläufig zu Schieflagen im Stoffwechsel. Richtig ist es, eine Basisversorgung sicherzustellen und die Substanzen, die eindeutig im Mangel vorliegen, in höheren Dosierungen hinzuzufügen. Im weiteren Verlauf der Behandlung können die Dosen meist gesenkt werden.

Schritt 2 der Mikronährstofftherapie: Mineralien und Spurenelemente

Nachdem mindestens eine Woche Vitamin B_{12} in hoher Dosierung eingenommen oder gespritzt wurde, sollten dem Körper als nächstes Mineralstoffe und Spurenelemente zugeführt werden. Der Grund für diese Reihenfolge ist, dass bei fehlenden Mineralstoffen bestimmte Vitamine gar nicht aufgenommen oder aktiviert werden können. Würden sie im Mineralien-Mangelzustand des Patienten als Nahrungsergänzung eingenommen werden, müssten sie völlig ungenutzt den Körper wieder verlassen.

Daher sollten als zweiter Schritt zusätzlich zum B_{12} mindestens eine Woche lang Kalium, Magnesium, Zink, Selen, Eisen und andere Mineralien und Spurenelemente zugeführt werden. Es ist jedoch sehr wichtig, dass Sie nicht »auf eigene Faust« diesen und die nächsten Therapieschritte durchführen, denn hier kann es schon zu Nebenwirkungen kommen. Spätestens jetzt brauchen Sie einen im Umgang mit Mikronährstoffen erfahrenen Therapeuten.

Mineralien und Spurenelemente
Mineralien sind Verbindungen mit Magnesium, Kalium, Natrium und Calcium, die der Mensch über die Nahrung in relativ großen Mengen (mehrere 100 mg) täglich aufnehmen muss. Spurenelemente hingegen kommen im Körper nur in äußerst geringen Mengen vor und müssen auch nur in geringen Mengen (µg/mg-Bereich) aufgenommen werden. Dabei handelt es sich um Zink, Eisen, Selen, Mangan, Chrom, Molybdän, Jod und Kupfer. Bei weiteren Elementen ist es derzeit im Gespräch, ob sie ebenfalls zu den Spurenelementen zu zählen sind.

▪ Es geht nicht um die in der herkömmlichen Medizin immer wieder betrachteten Blutwerte. Diese spiegeln nicht die tatsächliche Situation wieder. Denn das Blut wird mit allen seinen gelösten Substanzen vom Körper so lange es geht stabil gehalten. Das Blut kann doch nicht aufgrund eines im Gesamtkörper vorliegenden Mangels an Mineralstoffen seine lebensnotwendigen Aufgaben nicht mehr erfüllen können! Das ist sofort einzusehen, dennoch schaut der Mediziner gebannt auf die Blutwerte. Wenn sich bereits hier Mängel zeigen, dann ist es um die Speicher im Körper schlecht bestellt und eigentlich könnte anhand der dann immer schon vorliegenden Symptome der Mangel direkter erkannt werden. Liegt zum Beispiel ein Mangel an Magnesium vor, so zeigt sich dies an der Neigung des Patienten zu häufigen Muskelkrämpfen oder an einem oft aus dem Takt geratenen Herzen. Kaliummangel hat meist, wer häufig mit Durchfall zu kämpfen hat, oft im Wechsel mit Verstopfung. Auch hier kann der Herzrhythmus unregelmäßig werden und Müdigkeit ist ebenso ein Symptom bei Kaliummangel.

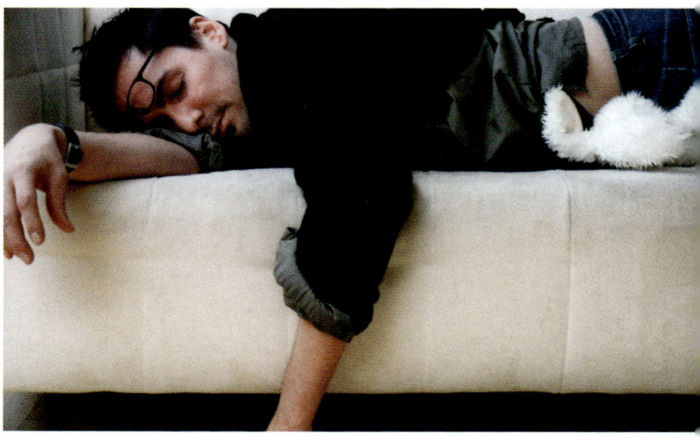

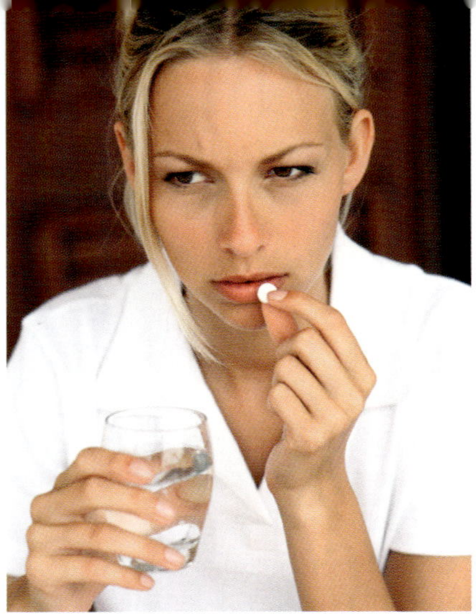

Bevor solch deutliche Symptome auftreten, kann eine bestehende Mangelsituation nur an den so genannten intrazellulären Laborwerten festgestellt werden. Das heißt, es wird der tatsächliche Gehalt der Stoffe, der unseren Zellen innen für ihre Arbeit zur Verfügung steht, gemessen. Leider zahlen die gesetzlichen Krankenkassen derartige Untersuchungen nicht, da sie nicht in das Denken der herkömmlichen Medizin passen. Sie müssen damit rechnen, diese Untersuchungen selbst bezahlen zu müssen. Haben Sie einen erfahrenen Therapeuten oder eine Therapeutin gefunden, können durch gute Beobachtung und Befragung manche Untersuchungen unnötig werden, da die vorliegenden Mängel anders erkennbar sind. Zinkmangel zum Beispiel wird durch die »Weißfleckennägel« erkennbar. Das heißt, die Fingernägel haben unregelmäßige weiße Flecken, die nicht von Verletzungen herrühren und immer neu nachzuwachsen scheinen. Aber genau beim Zink ist Vorsicht angesagt, denn manche Menschen reagieren, obwohl sie einen starken Mangel haben, sehr empfindlich auf Zinkeinnahmen. Machen Sie keine Experimente und suchen Sie sich einen Arzt oder Heilpraktiker, der versiert ist im Umgang mit Mikronährstoffen und sich in deren Bedeutung für Ihren Stoffwechsel bestens auskennt. Dann gibt es auch keine unliebsamen Nebenwirkungen.

Ein paar Worte zum Eisenmangel

Eisen wird als Präparat häufig sehr schlecht vertragen. Der Magen und teilweise auch der Darm machen da oft nicht mit. Eine ganz einfache und schonende Methode: Essen Sie täglich ein kleines Stück Blutwurst. Damit konnten Patientinnen des Autors mit ausgeprägter Blutarmut auf die entsprechenden Tabletten verzichten und dennoch ihren Eisenspiegel normalisieren.

Schritt 3 der Mikronährstofftherapie: Vitamine

Erst wenn mindestens eine Woche ausreichend Mineralien und Spurenelemente zugeführt wurden, können Sie zum nächsten Schritt in der Mikronährstofftherapie übergehen: die Einnahme von Vitaminen.

Die Vitamine der B-Gruppe sind da als Erstes zu nennen. Sie können häufig als Komplexpräparat eingenommen werden, das heißt, alle B-Vitamine sind darin enthalten. B-Vitamine sind:

- Thiamin (Vitamin B_1, vor allem wichtig bei Diabetes und Missempfindungen in Händen oder Füßen);
- Riboflavin (Vitamin B_2, besonders interessant bei Migräne);
- Niacinsäure oder besser Nikotinsäureamid (Vitamin B_3, interessant bei Diabetes, erhöhtem Cholesterin und bei Kopfschmerzen/Migräne);
- Pantothensäure (Vitamin B_5, bei empfindlicher Haut und Schleimhäuten und Erkrankungen der Nerven);

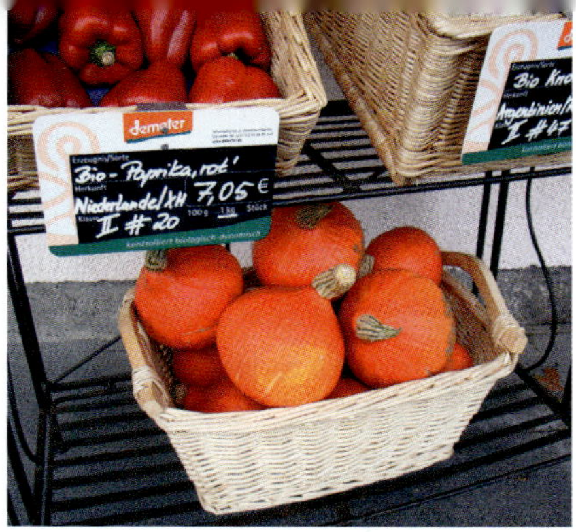

- Pyridoxin (Vitamin B_6, besonders wichtig bei fehlender morgendlicher Traumerinnerung, hilfreich bei Restless-legs, überaktiven Kindern, ADHS, Reizdarm, Depressionszuständen und hohem Cholesterin- bzw. Homocysteinspiegel). Vitamin B_6 ist auf eine ausreichende Versorgung mit B_2 und Zink angewiesen;
- Biotin (interessant bei Diabetes und Hauterkrankungen);
- Folsäure (vor und in der Schwangerschaft, bei erhöhtem Cholesterin- und Homocysteinspiegel, bei allen Wundheilungsprozessen);
- und natürlich auch das oben schon erwähnte Cobalamin (Vitamin B_{12}).

Die meisten B-Vitamine spielen eine wesentliche Rolle im Energiestoffwechsel der Zellen, andere sind wichtig für die Zellteilung oder den Stoffwechsel der Nervenzellen. Bei unzureichender Ernährung, die bei Menschen mit instabilem Genick häufig ist, liegen diese Vitamine in den Zellen meist im Mangel vor. Und es gibt noch einen weiteren Grund, warum die B-Vitamine schlecht in die Zellen hineinkommen: Wenn Mitochondrien zerstört werden und sich ihr Inhalt in die Zelle ergießt, fließen erhebliche Mengen an Calcium hinein, denn Mitochondrien speichern Calcium. Dieses Calcium verhindert aber dann die Aufnahme von B-Vitaminen, die Schwäche des Körpers wird noch weiter verstärkt.

■ Vitamin C ist ein NO-Fänger und von daher immer ein Gewinn für Menschen mit instabilem Nacken. Außerdem schützt es den Körper vor manchen Folgen des Sympathicusstresses. Es hat sehr viele Schutzfunktionen im Körper, allerdings wird es nur zu einem gewissen Teil aus der Nahrung aufgenommen und recht schnell vom Körper wieder ausgeschieden. Daher muss für eine ständige Zufuhr gesorgt werden. Am besten werden mehrere kleine Mengen über den Tag verteilt oder ein Depot-Präparat eingenommen. Bei Empfindlichkeit des Magens empfiehlt es sich, Vitamin C als Ascorbat einzunehmen.

■ Vitamin E ist nicht nur ein Stoff, sondern eine Gruppe von Stoffen: die Tocopherole und die Tocotrienole. Wenn Vitamin E eingenommen wird, sollte immer die gesamte Gruppe dieser Substanzen im Präparat vorliegen. Manche davon fungieren auch als NO-Fänger, alle haben antioxidative Eigenschaften und bieten Fetten und Membranen im Körper Schutz. Sie wirken positiv bei erhöhtem Cholesterinspiegel, bei Entzündungen allgemein oder bei Allergien.

■ Vitamin-D-Mangel ist sehr wahrscheinlich bei vegetarischer Kost, Sonnenlicht-Unverträglichkeit und wenn selten (Hochsee-)Fisch gegessen wird. Auch die Einnahme von Cortison oder Medikamenten gegen Epilepsie wirken auf einen Vitamin-D-Mangel hin. Das Vitamin ist wichtig für den Knochenaufbau, aber auch für die Hormonproduktion, das Gehirn, die Nerven und die Muskeln (Herz!). Es wirkt positiv auf das Entzündungsgeschehen im Körper ein, unterstützt das Immunsystem auf vielfältige Weise und sollte immer zum Repertoire bei der Therapie von Genickgeschwächten gehören. Da Vitamin D nur in fettigen Speisen vorkommt, ist sein Mangel bei Fettverdauungsstörungen wahrscheinlich. Hier sollte in jedem Fall die wasserlösliche Form des Vitamins (Calcitriol) eingenommen werden.

■ Auch Vitamin K ist ein fettlösliches Vitamin, das vielen Menschen gar nicht bekannt ist. Es hat seine Funktion bei der Blutgerinnung und beim Knochenaufbau. Besonders Menschen mit einer Veranlagung zur Osteoporose sollten auf die ausreichende Aufnahme achten. Vitamin K kann in Ausnahmesituationen auch für den Energiestoffwechsel bedeutungsvoll werden. Wer Sauerkraut mag, wird niemals Probleme mit seiner Vitamin-K-Versorgung haben, denn dieses Nahrungsmittel enthält große Mengen davon. Wer jedoch Probleme mit der Fettverdauung und eine Abneigung oder Unverträglichkeit gegen Kohlgerichte hat, gerät leicht in einen Mangel. Dann ist es ratsam, das Vitamin als Nahrungsergänzung einzunehmen.

Die radikalen Radikale

Radikale kennen die meisten nur aus dem Fernsehen: Sie prügeln sich bei Demonstrationen, machen alles, was ihnen in den Weg kommt, kaputt und schreien ohne jede Vernunft ihre Parolen in die Kameras.

Auch in unserem Körper gibt es Radikale, die benehmen sich ähnlich, allerdings auf der Ebene der Moleküle: Sie sind sehr aggressiv, greifen alles an, was in ihrer Nähe ist und schädigen oder zerstören es gar. Es handelt sich um Moleküle, denen ein Elektron fehlt, die aber unbedingt ein solches haben wollen. Dazu nehmen sie sich dann einfach die nächstbeste Substanz. Das kann ein Protein sein, eine Membran oder gar das genetische Material DNA, je nachdem, wo sie gerade sind.

Solche Radikale entstehen in unserem Stoffwechsel auch kontrolliert und werden dort als Waffe gegen Mikroorganismen oder Schadstoffe eingesetzt. Sie entstehen aber auch unkontrolliert und können dann den Körper schädigen. Zum Beispiel bewirkt Stress in jeder Form die Bildung von Radikalen, psychischer Stress zum Beispiel, aber auch chemischer Stress, wie Rauchen, giftige Abgase oder manche Medikamente. Nicht zuletzt erzeugt auch übermäßiges Sonnenlicht (UV-Licht) oder Röntgen Radikale. Diese Radikale spielen wichtige Rollen bei der Entstehung von Krankheiten, zum Beispiel Krebs, Asthma, Arteriosklerose und vieles mehr. Auch die normale Alterung des Körpers wird mit der Wirkung von Radikalen in Verbindung gebracht, die Falten der Haut zum Beispiel, aber auch der Zustand der Mitochondrien.

Unser Körper ist den Radikalen aber nicht hilflos ausgeliefert: Seine rettenden Gegenspieler sind Substanzen, die eine so genannte antioxidative Wirkung haben. Viele Mikronährstoffe haben neben ihren Funktionen für den Stoffwechsel eine solche Wirkung. Allen voran sind da die Vitamine C und E zu nennen. Vitamin C erfüllt diese Aufgabe überall dort, wo Radikale in wässriger Umgebung auftauchen (z. B. im Zellinneren oder speziell im Auge), und Vitamin E ist zuständig für die Radikale in ölhaltigen oder fettigen Bereichen (Membranen, Fettzellen oder Öltröpfchen). Andere Substanzen mit antioxidativer Funktion erfüllen diese Aufgabe in ihren speziellen Wirkbereichen.

Je weniger antioxidative Substanzen im Körper vorliegen, desto wilder können es die Radikale treiben, desto mehr Zerstörung von gesundem Material kann stattfinden. Je mehr dieser Stoffe vorhanden sind, desto besser kann sich mit den Radikalen arrangiert werden. Daher stellt eine gute Versorgung mit antioxidativ wirkenden Mikronährstoffen eine Präventionsmaßnahme gegen die oben genannten Krankheiten dar.

Schritt 4 der Mikronährstofftherapie: Gesundes Fett

Der allgemeine Diätwahn in unserer »schlankheitswilden« Welt stempelt Fett zu einem wahren Tabuthema ab. Aber nichts ist falscher als das: Unser Körper braucht Fett! Jede unserer Zellen braucht Fett, aber nicht Speicherfett, das sich an Hüften und Bauch ablagert, sondern gesundes Fett.

Mit Fettbausteinen baut die Zelle alle dringend notwendigen Membranen auf, ganz besonders der Aufbau von Mitochondrien ist auf die Zufuhr dieser Stoffe angewiesen. Die Organe brauchen Fett als Ausgangsstoff für lebensnotwendige Stoffe, zum Beispiel Hormone, oder Stoffe, die bei Entzündungen eine wichtige Rolle spielen. Sie senken das Risiko für viele Krankheiten, z. B. Infarkte, Alzheimer, Asthma und Diabetes, und in der Schwangerschaft sind gute Fette unentbehrlich, besonders die Entwicklung von Gehirn und Augen beim werdenden Menschen ist darauf angewiesen. Ohne das richtige Fett oder mit zu wenig Fett werden wir krank. Und unsere Nahrung enthält meist zu wenig gesundes Fett. Unser

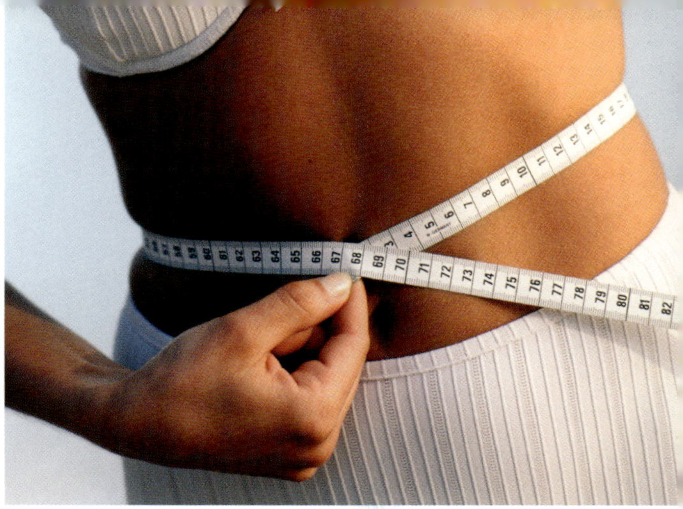

Fett sollte viele so genannte mehrfach ungesättigte Fettsäuren (PUFS: Poly [= vielfach] ungesättigte Fettsäuren) und Omega-3-Fettsäuren (auch Ω-3-Fettsäuren geschrieben) enthalten. Mit Leinöl, Hochseefisch, Fischöl oder guten Algenprodukten kann jeder seinen Bedarf an diesen Stoffen decken.

Dabei muss jedoch bedacht werden: Diese ungesättigten Fettsäuren sind sehr empfindlich und »leichte Beute« für Radikale. Daher dürfen sie erst zusätzlich in den Körper aufgenommen werden, wenn ein ausreichender Schutz durch antioxidativ wirkende Vitamine (besonders Vitamin E) aufgebaut ist. Das heißt konkret: Sie sollten mindestens eine Woche Vitamine eingenommen haben, bevor Sie zu den gesunden Fetten greifen!

Schutz fürs Fett!

Fette werden schnell ranzig, das weiß jeder. Diese Fettumwandlung ist nichts anderes als die Reaktion, die die Fette durch Radikale im Körper durchmachen. Und wer will schon ranzige Fette in sich haben? Steuern Sie dagegen und sorgen Sie für genügend antioxidative Schutzstoffe in Ihrem Körper!

Schritt 5 der Mikronährstofftherapie: Coenzym Q_{10}

Erst wenn Sie die ersten Schritte der Therapie hinter sich haben, ist es Zeit für das Coenzym Q_{10}, der »Turbogenerator« unter den Mikronährstoffen. Er kurbelt den Stoffwechsel an und das sollte erst passieren, wenn Disbalancen und Versorgungsmängel durch die bisherige Therapie schon ausgeglichen wurden. Sonst würde der Generator nur den falsch laufenden Stoffwechsel anheizen, das wäre fatal für Ihre Gesundheit. Die meisten Menschen sind unterversorgt mit Q_{10} und das, obwohl der Körper sich dieses Molekül selbst herstellen kann. Vermutlich werden die dafür notwendigen Bestandteile anderswo zu dringend gebraucht, so dass der Körper eben an dieser Stelle spart. Manche Menschen spüren die Einnahme sofort, bei anderen passiert die Ankurbelung langsam und ist nicht so auffällig – aber alle profitieren davon.

Was sonst noch hilfreich sein kann

Weitere Stoffe sind als Hilfe für den aus dem Takt geratenen Stoffwechsel von Halswirbelsäulen-Geschädigten gut geeignet:

- Liponsäure, die besonders wirksam ist, wenn Kohlenhydrate (Mehl- und Mehlprodukte sowie Süßes) schlecht vertragen werden und es zu Muskelschwäche oder -schmerzen kommt.

ACHTUNG!

Eine Q_{10}-Einnahme kann zu einem raschen Blutdruckanstieg führen! »Schleichen« Sie sich daher in die Einnahme ein, das heißt: Beginnen Sie mit einer kleinen Menge und steigern Sie die Dosis wöchentlich. Ihr Therapeut wird Sie dabei unterstützen.

Ebenso sinnvoll bei Muskelschwäche in Verbindung mit chronischer Erschöpfung:

- Carnitin; es sorgt dafür, dass Fettsäuren als Energiequelle genutzt werden können. Besonders das Herz und die Nerven profitieren von Carnitingaben.
- Kreatininphosphat ist ebenso ein Stoff, der bei Muskelschwäche hilft, da es ein Energielieferant ist, der an den bei Genickgeschädigten blockierten Energiegewinnungswegen vorbei die Zellen versorgen kann.
- Das »Schlafhormon« Melatonin ist ein NO-Fänger und schützt außerdem vor dem gefährlichen Peroxinitrit. Es kann also für Genick-Instabile sehr segensreich sein. Liegen ausreichend Tryptophan (eine Aminosäure), Zink, Magnesium und Vitamin B_6 vor, kann sich der Körper genügend Melatonin selbst bilden.
- Taurin ist ein starkes Antioxidans, ebenso Ginkgo-biloba-Extrakte und manches mehr.

Vertrauen Sie sich Ihrem Therapeuten an, er kennt ein breites Spektrum hilfreicher Substanzen und wird das für Sie richtige Konzept zusammenstellen.

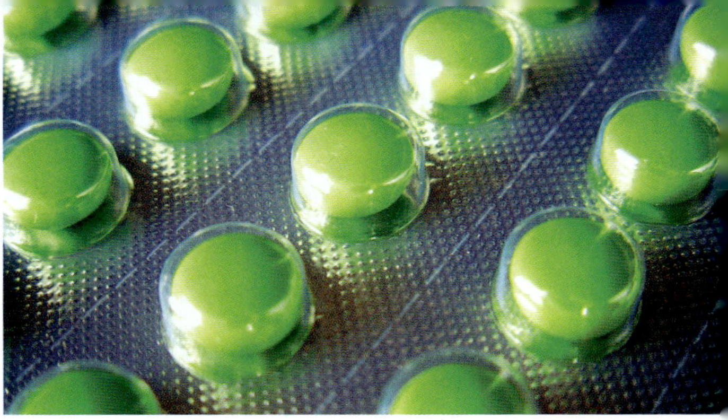

Die hier beschriebene Mikronährstofftherapie ist keine Behandlung, die nach einer gewissen Zeit die »normale« Funktion der Zellen und Organe wiederherstellt und dann beendet werden kann. Die Folgen der instabilen Halswirbelsäule sind dauerhaft und nicht heilbar. Ist die Therapie erfolgreich, muss sie fortgeführt werden – lebenslang! Der Nacken muss immer kräftige Muskeln haben, damit er die Instabilität der Wirbel ausgleichen kann. Immer braucht er ein passendes Nackenkissen für eine erholsame Nacht. Und den Stoffwechsel gilt es auch dauerhaft wie beschrieben mit Nahrungsergänzungen zu unterstützen, damit er nicht wieder abgleitet in die fatalen Folgen des »Knacks im Nacken«. Meist ist es möglich, nach einer Stabilisierung der Abläufe im Körper die Dosis der einzunehmenden Nährstoffe zu reduzieren, generell bleibt die Einnahme aber notwendig.

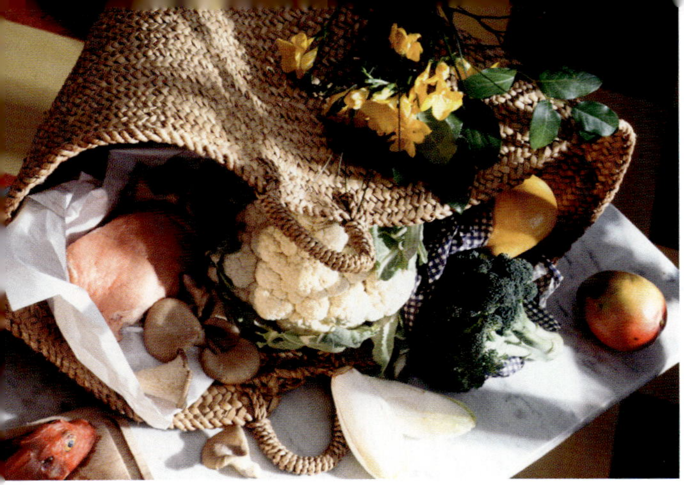

Und die Ernährung?

Voraussetzung für jede sinnvolle Mikronährstofftherapie ist eine so gut wie möglich funktionierende Verdauung. Denn alle Nährstoffe können im Körper nur dann ihre Arbeit verrichten, wenn sie auch von ihm in ausreichender Menge aufgenommen werden. Und das sichert nur ein weitmöglichst gesunder Magen- und Darmtrakt. Das heißt: Eine passende Ernährung muss her. Diese lässt sich aber nicht für alle Menschen über einen Kamm scheren. Allgemeingültige Ratschläge gibt es nur wenige, Ernährung ist individuell. Nicht für jeden ist die hochgepriesene, ballaststoffreiche Vollwert- und Frischkost das Richtige. Ebenso ist die Schonkost nur in Ausnahmefällen angezeigt. Hier muss jeder selbst genau hinschauen und in sich hineinhorchen.

Grundsätze für Lebensmittel und Ihr Essen, die richtig sind, sind Folgende:

1. Essen Sie Lebensmittel so frisch wie möglich! »Morgens geerntet – mittags gegessen« heißt die Devise. Dass das in der Realität heute nicht immer möglich ist, ist eine traurige Tatsache. Versuchen Sie daher, wenigstens Produkte aus Ihrer Region zu essen, die keine langen Transportzeiten hinter sich haben. Und nutzen Sie Gemüsemärkte und Frischtheken, von denen Sie wissen, dass die Produkte nicht schon lange gelagert wurden, bevor sie in Ihrer Einkaufstasche landen.
2. Kaufen Sie Lebensmittel, die wenig oder besser gar nicht verarbeitet sind. Bearbeiten Sie sie selbst und das schonend. Vermeiden Sie jegliche Form von Zusatz- und Schadstoffen in Ihrer Nahrung, Fertiggerichte, Gewürzmischungen und Ähnliches.
3. Lassen Sie sich beim Essen Zeit. Das hastige Herunterschlingen von gesunder Kost lässt diese in ihrem Wert stark sinken.
4. Achten Sie auf Ihren Körper: Er sagt Ihnen, was er verträgt und was nicht. Werden Sie wieder empfänglich für seine Signale. Nicht erst reagieren, wenn im Darm nichts mehr geht oder

Ernährungsarten

Vegane Kost: *Hier werden ausschließlich pflanzliche Nahrungsmittel gegessen. Wird die Kost nicht mit passenden Mikronährstoffen ergänzt, sind Mangelsituationen vorprogrammiert.*

(Ovo-lacto-)vegetarische Kost: *Hier wird auf Fleisch und meist auch auf Fisch verzichtet. Milch, Milchprodukte und Eier werden gegessen.*

Ketogene Kost: *Diese Kostform wird bei Epileptikern empfohlen. Wir empfehlen sie auch Menschen mit Halswirbelsäulen-Instabilität, die nach dem Verzehr von Kohlenhydraten (Getreideprodukte, Obst und Zuckerhaltiges) Probleme mit Müdigkeit und Muskelschwäche haben, ebenso bei Gewichtszuwachs, chronischer Müdigkeit und rascher geistig-muskulärer Erschöpfung. Der Anteil der Kohlenhydrate sollte so niedrig wie möglich gehalten, der Fett- und Proteinanteil erhöht werden. Gemüse wird in großen Mengen gegessen. Das heißt konkret, die Nahrung sollte folgendermaßen zusammengesetzt sein: Kohlenhydrate: 20-30 % der Gesamtkalorien, Eiweiße (Protein): 20-30 % der Gesamtkalorien, tierisches Fett als Butter, Sahne, Schmand etc.: 50-60 % der Gesamtkalorien.*

Vollwert-Kost: *Hierbei handelt es sich um eine Mischkost, bei der die Lebensmittel – vor allem Getreideprodukte – so ballaststoffreich wie möglich verzehrt werden.*

Mischkost: *Hier werden pflanzliche und tierische Nahrungsmittel zu sich genommen.*

Frischkost: *Hierbei handelt es sich um eine vegetarische Kost, bei der die Nahrungsmittel immer ungekocht verzehrt werden. Meist wird diese Kostform nur über kurze Zeiträume eingehalten oder auf eine Mahlzeit am Tag beschränkt.*

Schonkost: *Diese war früher eine typische Kost für Kranke. Es wird auf alles Schwere und Ballaststoffreiche verzichtet und keine Frischkost gegessen. Meist werden die Mahlzeiten fein püriert. Auf Dauer erzeugt diese Kost Mangelerscheinungen.*

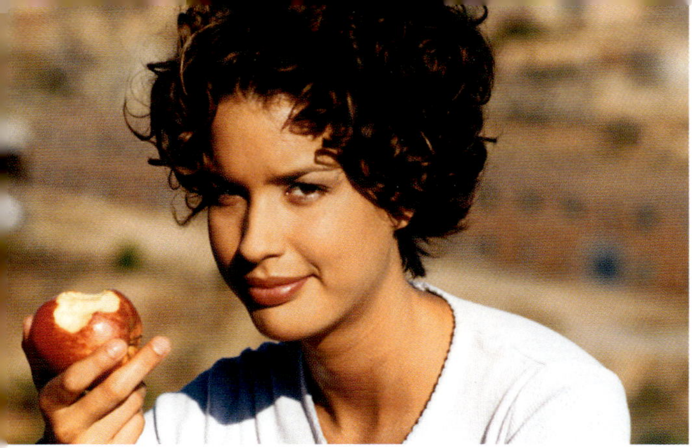

Dauerdurchfall zum Nachdenken zwingt. Versuchen Sie, sofort wieder zu spüren, was Ihnen wirklich schmeckt, wie lange es ihnen schmeckt, vielleicht nur eine halbe Scheibe Brot und dann signalisiert der Magen schon »es reicht«? Vielleicht will der Körper beim Essen gar nichts zu Trinken haben? Vielleicht verdeckt das Trinken, dass das Essen für den Körper nicht gut ist? Oder das Trinken verhindert, dass Sie das Essen ausreichend kauen? Das belastet Ihren Verdauungstrakt stark. Probieren Sie es aus. Trinken sie erst wieder ein halbe bis eine Stunde nach dem Essen.

■ Wie reagieren bei Ihnen Magen und Darm auf den »ach so gesunden« Apfel? Vielleicht ist er für Sie gar nicht gesund? Vielleicht wäre es für Sie viel besser, wenn Sie stattdessen eine Karotte oder ein Stück frischen Kohlrabi äßen? Auch hier gilt: Ausprobieren und beobachten. Wie fühlt sich das an? Schnürt es mir scheinbar den Hals zu oder erzeugt gar Übelkeit? Liegt es schwer im Magen? Rumpelt es später ausführlich im Darm? Will ich nach dem Essen immer nur noch liegen? Oder fühlt es sich leicht und lecker an und der Körper ist energiereich?

■ Eigentlich ganz einfache Dinge, aber genau die gehen häufig verloren im hektischen Alltag, den die meisten Menschen heute haben. Manche spüren schon gar nicht mehr, ob sie überhaupt Hunger haben oder ob es vielleicht Durst ist, was sie da merken. Und wonach Ihnen der Sinn steht, ist viel zu oft überdeckt von Gelüsten auf überwürztes oder übersüßtes Zeug, das mit der Bezeichnung »Lebensmittel« eigentlich gar nicht mehr richtig benannt ist, denn weder ist es lebendig noch macht es lebendig. Aber unsere Geschmacksnerven sind an Schlimmes gewöhnt und alle anderen Signale kommen einfach nicht zum Zuge. Die Werbung tut natürlich das ihrige dazu. Am besten Sie machen es sich zur goldenen Regel: Wofür in Radio und Fernsehen groß geworben wird, das isst man besser gar nicht. Gehen Sie auf den Markt ihrer Region, kaufen Sie in Bioläden und Reformhäusern, ziehen Sie, wenn möglich, Ihr eigenes Gemüse im Garten oder auf dem Balkon und spritzen Sie es keinesfalls gegen Ungeziefer! Reduzieren Sie die Belastungen für Ihren Körper, indem Sie die Stoffe reduzieren, die Sie alltäglich beim Essen aufnehmen. Je kürzer die Zutatenlisten auf einem abgepackten Lebensmittel sind, desto besser.

■ Sie meinen, Sie können sich derartige Beobachtungen gar nicht leisten, da Sie tagtäglich so eingespannt sind? Das ist an sich schon bedenklich, denn Sie kennen sicher den Spruch ***»Gesundheit ist nicht alles, aber ohne Gesundheit ist alles nichts.«*** Wie viel Wahrheit in diesem Satz steckt, weiß man meist erst, wenn die Gesundheit zum wertvollen Gut geworden ist, nämlich dann, wenn der Körper streikt. Lassen Sie es doch besser nicht so weit kommen. Nehmen Sie sich die Zeit und hören Sie auf Ihren Körper. Er hat Ihnen viel zu sagen! Und wenn es nötig ist, nehmen Sie sich in Ihrem nächsten Urlaub Zeit für Ihre Gesundheit: Sie werden sich wohler fühlen denn je!

5.3 Die dritte starke Säule: Vorbeugen ist besser als therapieren

■ Nicht jeder Knacks im Nacken führt direkt in die Dauerentzündung und in die schlimmsten Folgeerkrankungen wie Multipe Sklerose, Morbus Crohn, Depression oder Epilepsie. Aber schon Allergien und Migräne können das Leben der Betroffenen stark belasten. Und da gilt natürlich: Wenn ich meine »Schwachstelle Genick« kenne, dann weiß ich, worauf ich achten muss. In Zukunft heißt das: Belastungen vermeiden, Gewohnheiten abändern. Jeder, der weiß, welche Folgen die instabile Halswirbelsäule haben kann und wie diese entstehen, kann genauer hinsehen und frühzeitig gegensteuern, bevor der nächste »Knacks« die Folgen unaufhaltsam macht.

■ Da wäre das Verlernen falscher Bewegungen und Vermeiden nackenbelastender Tätigkeiten. Bauen Sie nackenkräftigende Bewegungen in Ihren Alltag ein, damit Sie gar keine Extra-übungen machen müssen. Beim Sport muss umgedacht werden. Gefederte Joggingschuhe sind keine Lösung, wenn die Schwäche schon da ist. Da muss eine andere Sportart her, die dem Körper weniger Gewalt antut. Schwimmen ist immer eine gute Alternative, die Gelenke werden geschont, insbesondere bei Übergewicht, denn der Nacken liegt entspannt im Wasser (vermeiden Sie unbedingt das Brustschwimmen mit erhobenem Kopf!). Radfahren im aufrechten Sitz und ohne viel Berge, Walking oder Wandern sind optimale Sportarten, überall durchzuführen und in der Belastung gut an die körperlichen Möglichkeiten eines jeden anzupassen. Bewegung ist gut, aber moderate Bewegung soll es sein!

■ Der Arbeitsalltag und das Freizeitverhalten müssen durchleuchtet und ggf. risikoärmer gestaltet werden. Und heute für fast jeden Menschen wichtig: Erlernen Sie Entspannungsmethoden! Besonders gilt dies natürlich für die stressempfindlichen Halswirbel-Geschädigten, deren Sympathicus womöglich bereits das Regiment im Körper übernommen hat. Yoga, Tai Chi, Progressive Muskelentspannung, Autogenes Training, Atemtherapie etc. sind überall im Angebot. Suchen Sie sich das für Sie Passende heraus und tun Sie es – für Ihre Gesundheit!

■ Auch die, die (noch?) nicht betroffen sind, sollten sich von risikoreichen Sportarten und Verhaltensweisen verabschieden. Zwingen Sie sich und Ihre Kinder nicht auf buckelnde Pferde, verhindern Sie das »Schwarze-Pisten-Skifahren«, den gewollt harten Crash beim Gokartfahren, die waghalsigen Sprünge mit dem Skateboard und andere halsbrecherische (!) Situationen. Und wenn es beim Sport wieder einmal passiert ist: Achten Sie auf Symptome, je frühzeitiger mit den in diesem Buch beschriebenen Methoden gegengesteuert werden kann, desto geringer werden die Folgen ausfallen. Besonders Mädchen und junge Frauen, die später Kinder haben wollen, sollten wissen, dass ihr Mitochondrienschaden auf ihre Kinder vererbt werden kann. Hier gilt es, früh Verantwortung zu übernehmen.

■ Wir wissen sehr wohl, dass dies alles sehr unpopuläre Hinweise sind, aber die Warnungen sind es wert, dass über sie nachgedacht wird. Ist der Schaden erst einmal da, kann zwar therapiert werden, aber die Gesundheit wird nie wieder mit der in der Zeit vor dem Unfall vergleichbar sein. Will man sich und besonders seinen Kindern das nicht lieber soweit möglich ersparen?

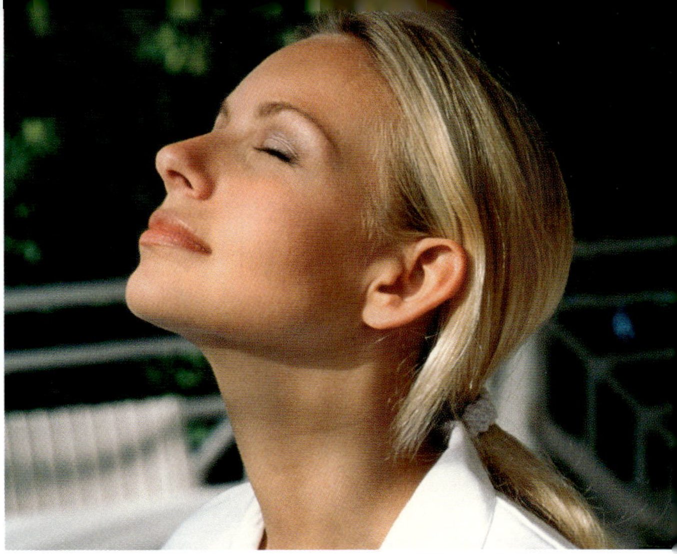

5.4 Therapieerfolge und Therapiegrenzen

■ Die Beschwerden und Krankheiten der Patienten des Autors waren breit gefächert (siehe auch Kap. 4). In den meisten Fällen konnten durch die hier beschriebene Therapie Besserungen erzielt werden, wenn das Therapieschema konsequent mit allen Teilbereichen durchgezogen wurde. Wurde sich nur auf die Mikronährstofftherapie gestützt, waren die Therapieerfolge mäßig oder gar schlecht. Dies unterstreicht die Bedeutung der Kräftigung des Nackens, um die Entwicklung von Dauerentzündung und NO im Übermaß in Grenzen zu halten. Nur so ist dem Krankheitsgeschehen – wie und wo es sich im Körper auch immer entwickelt – annähernd beizukommen.

■ Wenn die Symptome sich schon viele Jahre oder gar Jahrzehnte entwickelt hatten, waren die Therapieergebnisse schlechter und die Zeit bis zu den ersten Erfolgen länger. Dies spricht dafür, die Therapiemaßnahmen schnellstmöglich einzuleiten, wenn der Verdacht auf eine instabile Halswirbelsäule vorliegt, und nicht abzuwarten, bis es zu ernsten Schädigungen an Organen gekommen ist. Hier gilt es, sofort verantwortungsbewusst zu handeln – im Sinne der eigenen Gesundheit und Gesunderhaltung.

■ Der Autor hat insgesamt knapp 2.000 Patienten mit seiner mitochondralen Therapie behandelt. In den meisten Fällen konnte eine Verbesserungen des Gesamtzustandes, in sehr vielen Fällen ein völliges Verschwinden der Symptome erreicht werden.

Symptom/Diagnose	*Patientenanzahl*	*Resultat der Therapie*	*Bemerkungen*
Allergien und allergische Hauterkrankungen	76	deutliches Abklingen bzw. Verschwinden	Wiederauftreten nach Vollnarkose
Allergisches Asthma	27	Verschwinden, Asthma-Medikamente unnötig	Erfolg nach 4 Wochen
Anstrengungsasthma und Asthma bronchiale	15	deutliche Besserung, Abklingen	Erfolg nach 4 bis 12 Wochen
Durchblutungsstörungen Kopf (Arteria-basilaris-Syndrom)	112	nur leichte Besserung bei 44 Patienten	besonders wichtig: Rückenschule und Mikronährstoffe
Gelenkschmerzen und Arthrosen	304	sehr gute Schmerzlinderung, keine Med. mehr erforderlich	
Chronisches Müdigkeits-syndrom (CFS)	135	deutliche Besserung des Allgemeinbefindens, der Schlafqualität und Leistungsfähigkeit, Verschwinden der leicht erhöht. Temperaturen	Bei Personen, die bereits seit Kindheit ein CFS entwickelten, ist die Behandlung besonders schwierig. Meist waren Carnitin und Thyroxin erforderlich, eine Manualtherapie ist besonders wichtig.
Wiederh. Harnblasenentzündung	34	Abklingen, Verschwinden	
Depressionen	8	deutliche Besserung	
Regelprobleme bei Frauen Ausbleiben der Regel	5	bei vier Patientinnen Wiedereinsetzen der Regel	
Sonstige Regelprobleme und Endometriose	360	deutl. Besserung bei 280 Patientinnen	
Fibromyalgie-Syndrom (unklare Schmerzen in Muskeln und Gelenken)	30	deutliche Abnahme der Weichteilschmerzen, keine Medikamente mehr erforderlich	
Gedächtnis- und Konzentrationseinbußen	612	deutliche Besserung, besonders auch durch ketogene Kost und abendl. Spätstück	
Kreisrunder Haarausfall	14	Abklingen, außer bei Totalausfall	Behandlungsdauer: 3 bis max. 9 Monate
Ekzeme, Akne	19	Abklingen/Verschwinden	
Schuppenflechte	13	Linderung/Abklingen	
Neurodermitis	40	Verschwinden	
Rosacea	6	Verschwinden	
Leichter Bluthochdruck, auch durch Stress	27	Normalisierung mit oberen Werten <160 und unteren <95	

Symptom/Diagnose	*Patientenanzahl*	*Resultat der Therapie*	*Bemerkungen*
Herzschwäche und Herzinsuffizienz Stadium III der WHO-Kriterien	5	deutliche Besserung und gute Belastbarkeit	Bei einer Herzschwäche, anstehend zur Herztransplantation, erreichte das Herz seine volle Funktion zurück. Bergsteigen bis auf 4.000 m Höhe war wieder möglich, die Transplantation erübrigte sich.
Herzjagen und -stolpern nachts oder tagsüber	116	Verschwinden, keine Medikamente erforderlich	Therapieerfolg 2 Wochen nach Behandlungsbeginn, hochdosiert Magnesium und Kalium
Krampfleiden, Epilepsien Unterzuckerungsanfälle	4 13	keine Anfälle mehr ab 2. Behandlungswoche	Wirkung tritt sofort ein
Unnormale Brustdrüsensekretion	5	Verschwinden	
Laktose-, Gluten- oder Fruktose-Intoleranzen	105	deutliche klinische Besserung bis Verschwinden	
Hautflechten	3	Besserung und Abklingen, besonders gute Ergebnisse bei der Mundschleimhaut und im Genitalbereich	Wiederauftreten nach Absetzen der Therapie
Rücken- und Wirbelschmerzen (auch entzündlicher Art)	433	sehr gute Wirkung, Verschwinden der Schmerzen, keine Medikamente mehr	
Macula-Degeneration	2	Besserung nach 8 Wochen	in augenärztlichen Verlaufskontrollen Bestätigung der Besserung
Entzündliche Darmerkrankung (Mb.Crohn/Colitis ulcerosa)	46	bei allen Patienten klang die Erkrankung ab, so dass alle Medikamente abgesetzt werden konnten	Behandlungsdauer max. 9 Monate
Multiple Chemikalien-Empfindlichkeit (MCS)	112	leichte Besserung bei 56 P. bei 14 deutliche Besserung, bei 42 keine Veränderung	Behandlungsdauer mind. 2 Jahre
Migräne, Trigeminusneuralgien	118	keine/seltener Attacken, Absetzen der Med. mögl.	Manuelle Therapie unbedingt nötig
Mittelohrentzündungen, Polypen oder Paukenhöhlenergüsse bei Kindern	62	Verschwinden	
Morgendliche Benommenheit, Gelenkschmerzen	217	deutliche Besserung, Verschwinden	abendliches Spätstück besonders wichtig
Multiple Sklerose (ohne primär progrediente Verlaufsform)	46	bei einer Patientin konnte keine Besserung erzielt werden	bei 2 Frauen trat die Erkrankung nach Psycho- bzw. beruflichem Stress wieder auf

Symptom/Diagnose	*Patientenanzahl*	*Resultat der Therapie*	*Bemerkungen*
Muskelschwäche, -schmerzen, -verhärtung nach Belastung mit langer Erholungszeit	226	deutlich reduziert	Therapiepausen führten zu Wiederauftreten
Myeloproliferatives Syndrom (Blutkrankheit)	3	Stillstand, in einem Fall völlige Rückbildung	Krankheit bestand seit 15 Jahren
Nasennebenhöhlenentzündung	63	Abklingen nach 3 Wochen	keine Rezidive, Nasenpolypen bildeten sich ebenfalls zurück
Bauchspeicheldrüsen-entzündung (chronisch)	12	Abklingen nach 2 Wochen	kein Wiederauftreten mehr, normales Kost-regime wieder möglich
Zungenbrennen, brennende Füße, wechselnde Missempfindungen, Taubheit etc. (Polyneuropathien)	69	Besserung bei 38 P., keine Besserung bei 28 P. Abklingen der Symptome innerhalb von 4 Wochen	Mikronährstoffe alleine sind wirkungslos
Reizblase, tags oder/und nachts vermehrtes Urinieren	128	deutliche Besserung, Abklingen	
Reizdarm	87	deutliche Besserung, Verschwinden	Therapiedauer laufend
Restless legs	56	Mikronährstoffeinnahme alleine unzureichend	ohne Manualtherapie und Rückenschule kein Therapieerfolg, Therapiedauer bis zu einem Jahr
Seropositive Rheumatoidarthritis	7	deutliche Schmerzlinderung, Therapieresistenz bei einer Patientin, die keine Manualtherapie durchführte	
Sklerodermie (fibr. Hautverdickung)	2	Besserung nach 3 Monaten	
Sodbrennen, Reflux	146	sehr gute Wirkung	keine Medikamente mehr
Spannungs- und Clusterkopfschmerzen	104	Abklingen, jedoch durch Belastung noch provozierbar	
Tinnitus	135	bei 43 P. absolutes Verschwinden	Therapiedauer 3 Monate, manuelle Therapie und ketogene Kost wichtig
Übergewicht, Blutzuckererhöhung, erhöhte Blutfette	24	Gewichtsabnahme, Senkung Blutfette und Blutzucker innerhalb 1 Woche	besonders wichtig war die ketogene Kost
Sehstörungen, Schleier-, Verschwommensehen, Schwindel	177	leichte Besserung, Verschwinden, bei 111 P. durch Belastung noch provozierbar	ketogene Kost und Rückenschule wichtig.

■ Die Instabilität der Halswirbelsäule ist unserer Ansicht nach die am häufigsten vorkommende und verkannte Schädigung des Menschen in einer Industrie- und Freizeitgesellschaft, und das, obwohl sie mindestens 12 Fachgebiete der Medizin berührt. Die Folgekosten für die Gesellschaft und das Gesundheitssystem sind so gravierend, dass sie nicht tragbar sind. Unserer Meinung nach muss hier vorbeugend viel getan werden, damit diese Schäden gar nicht erst auftreten. Die Beziehung zwischen dem Schaden der Halswirbelsäule und den Folgen sowie die ursächliche Behandlung muss jedem Mediziner, Heilpraktiker, therapeutisch Arbeitenden und auch jedem Laien selbstverständlich sein, nur so kann dem Mechanismus der Erkrankungen ein Ende gesetzt werden.

■ In diesem Sinne verstehen wir dieses Buch als Aufklärung und hoffen, dass viele Interessierte bei sich und den ihnen Nahestehenden beginnen, eine ursächliche Behandlung zu fordern und durchführen zu lassen, um die Gesundheit aller verantwortungsbewusst zu unterstützen.

■ Werden Sie zum Mittler: Erzählen Sie vielen Menschen von den Ihnen nun bekannten Zusammenhängen zwischen instabilem Nacken und den verheerenden Folgen für die Gesundheit. So kann vielleicht vielen Betroffenen geholfen werden, bevor der Krankheitsgenerator zuschlägt.

■ Auch Petra B. hätte vermutlich geholfen werden können. Schon vor vielen Jahren hätte ihr Gynäkologe darauf aufmerksam machen können, wenn er um die Zusammenhänge zwischen einer instabilen Halswirbelsäule und den vielen Folgesymptomen gewusst hätte. Der Krankheitsgenerator wäre gebremst worden und Petra B. viel Leiden erspart geblieben.

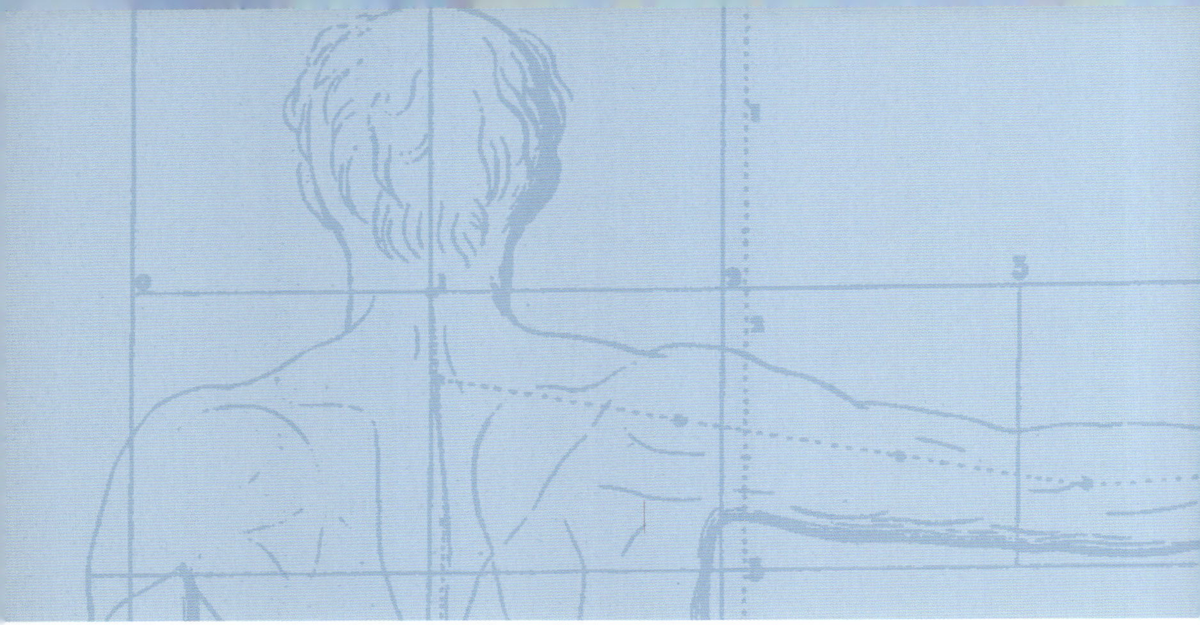

Anhang Literatur, Adressen und Links

Weiterführende Literatur

Kuklinski, B.
Das HWS-Trauma – Ursachen, Diagnose und Therapie
Aurum Verlag 2006

Kuklinski, B.; van Lunteren, I.
Neue Chancen zur natürlichen Vorbeugung und Behandlung von umweltbedingten Krankheiten
LebensBaum Verlag 1995

Kuklinski, B.; van Lunteren, I.
120 Jahre jung
LebensBaum Verlag 1996

Oppermann, J.
Was hilft mir, gesund zu werden und zu bleiben?
LebensBaum Verlag 2001

Raslan, G.
Der sanfte Weg zur Mitte: Die Dorn-Methode
Aurum Verlag 2001

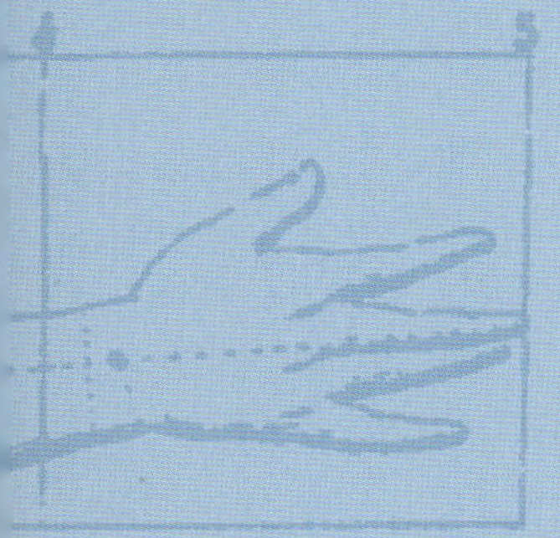

Tempelhof, S.
Osteopathie, Schmerzfrei durch sanfte Berührungen
Gräfe & Unzer 2001

Newiger, Chr.
Osteopathie: Sanftes Heilen mit den Händen
Trias 2005

Adressen

Deutschland

Zentrum für Umweltmedizin
Wielandstr. 7 · 18055 Rostock
fon 0381/4907470
fax 0381/4907472
eMail kuklinski@ngi.de
web www.dr-kuklinski.info

Österreich

Institut für präventive und regenerative Medizin
Museumstr. 3b · 1070 Wien
fon 0043/(0)1/9443176
eMail office@kfs-medizin.at
web www.kfs-medizin.at

Panakeia – Zentrum für integrative Therapie und Prävention
Kerscham 22 · 5221 Lochen
fon 0043/(0)7747/40070
fax 0043/(0)7747/400727
eMail office@panakeia.at
web www.panakeia.at

Links

www.ketarier.de
Website von Menschen, die sich ketogen ernähren.

Glossar

Aminosäuren
sind die Grundbausteine für Proteine. Es gibt 21 verschiedene beim Menschen. Sie sind immer in einer Art »Perlenkette« aneinandergereiht, die jedoch nicht ausgestreckt vorliegt, sondern in sich verknäult ist und so eine räumliche Struktur annimmt.

Antibiotika
sind Stoffe, die gegen Bakterien (Mikroorganismen) wirken. Sie werden als Medikament bei Infektionen verabreicht (z. B. Penicillin). Es gibt natürlich vorkommende (z. B. in Knoblauch) oder synthetisch hergestellte Antibiotika.

Antidepressiva
sind Medikamente, die gegen Depressionen verschrieben werden.

Arterien
sind Blutgefäße, die vom Herzen wegführen.

Atlas
ist der erste Halswirbel beim Menschen (siehe Seite 16).

Axis
ist der zweite Halswirbel beim Menschen (siehe Seite 16).

Band/Bänder
halten in Gelenken die Strukturen beieinander und geben vor, in welche Richtung das Gelenk bewegt werden kann, siehe auch Gelenk.

Bandscheiben
liegen zwischen den Wirbeln in der Wirbelsäule (Ausnahme obere Halswirbelsäule) und fangen dort Stöße ab und vermindern die Reibung der Wirbel aneinander.

Bindegewebe
ist Stütz- oder Füllgewebe zwischen den Organen. Sehnen, Bänder, Fettgewebe sowie Knorpel, Knochen, Knochenmark und Teile der Zähne gehören auch dazu.

Biotin
wird auch Vitamin H genannt und ist wichtig für Wachstumsvorgänge, daher wird es auch mit Haut und Haaren in Verbindung gebracht.

Blut-Hirn-Schranke
ist ein Schutz des Gehirns, damit keine schädlichen Substanzen aus dem Blut (z. B. Medikamente oder Gifte) in das Gehirn eindringen können.

Bronchien
sind die beiden Äste der Luftröhre, die sich in Höhe der Brust über dem Herzen aufgabeln.

Cholesterin
ist ein in allen tierischen Geweben (auch beim Menschen) vorkommender Fettbestandteil. Es ist für den Menschen lebenswichtig und wird, wenn es im Blut erhöht vorliegt, mit einem gesteigerten Risiko für Infarkte in Verbindung gebracht. Pflanzliches Fett enthält kein Cholesterin.

chronisch
bedeutet: sich langsam entwickelnd, lange andauernd.

Citrullin
ist ein Stoff, der wichtig ist bei der Entstehung von Harnstoff im menschlichen Körper. Liegt er im Übermaß vor, kann er nicht ausreichend abgebaut werden und lagert sich in Gelenken ab.

Cobalamin
Vitamin B_{12}, effektiver NO-Schutz (siehe Seite 70).

Dens axis
ist ein Teil des Axis, des zweiten Halswirbels, der in den ersten, den Atlas, wie ein Zahn hineinragt und so die Bewegung des Genickgelenkes mitbestimmt. Er kann bei Genick-Instabilen aus seiner richtigen Position herausrutschen (tanzen).

Diabetes
heißt die Zuckerkrankheit beim Mediziner, bei der kein oder nicht mehr genügend Insulin (Hormon) in der Bauchspeicheldrüse gebildet wird oder der Körper unempfindlicher für das Insulin geworden ist. Insulin sorgt dafür, dass der aus der Nahrung gewonnene Zucker vom Blut in die Gewebe und Organe übertreten kann. Funktioniert dies nicht mehr, erhöht sich der Blutzuckerspiegel und in den Geweben fehlt die Energie.

EKG
bedeutet Elektro-Kardiogramm, es zeigt die elektrischen Vorgänge am Herzen und gibt so Auskunft über die Herztätigkeit.

Elektron
ist ein negativ geladener Atombestandteil. Die Elektronen, die außen im Atom sitzen, sind für dessen Bindungseigenschaften zuständig. Fehlt dem Atom ein Elektron, kann es damit zum Radikal (siehe dort) werden.

Energie
kann verschiedene Formen haben. Wärme, Bewegung, aber auch chemische Stoffe enthalten Energie. Unsere Nahrung ist unser Energielieferant.

Energiestoffwechsel
Hier wird unsere Nahrung für die Zellen zugänglich gemacht, das heißt: Nach der Verdauung werden die einzelnen Moleküle (Zucker, Aminosäuren oder Fettsäuren) von den Zellen abgebaut und so die darin enthaltene Energie freigesetzt (als Molekül ATP, das wiederum bei Bewegungen der Muskelfasern verbraucht wird).

Enzyme
sind speziell aufgebaute Proteine, die in der Lage sind, Umbauaktionen von Stoffen im Körper durchzuführen. Dafür sind sie so geknäult, dass die umzubauenden Moleküle räumlich exakt in das »Knäuel« hineinpassen. (siehe auch Protein oder Aminosäuren).

Fette
sind wichtige Bestandteile unserer Nahrung und unseres Körperaufbaus. Sie können als Energielieferant dienen oder als Zellbestandteil (Membranen) oder Ausgangsstoff (z. B. für Hormone) fungieren.

Fettsucht
auch Adipositas, ist eine Erkrankung, bei der die Menschen – teilweise sogar trotz geringer Kalorienzufuhr – einen enormen Fettansatz haben.

Folsäure
Vitamin, wichtig für die Zellteilung.

Gelenk
ist die Stelle, an der zwei Knochen des Skelettes aufeinandertreffen. An diesen Stellen ist der Knochen mit Knorpel überzogen, Bänder halten die beiden

Knochenenden beieinander und im Spalt dazwischen befindet sich Gelenkflüssigkeit (Gelenkschmiere), die Bewegungen geschmeidig macht und die gesamte Struktur ernährt.

Gelenkschmiere
siehe »Gelenk«.

Halskrause
ist eine umgangssprachliche Bezeichnung für die medizinische Maßnahme nach einer Belastung der Halswirbelsäule. Ein breites und dickes Schaumstoffband um den Hals getragen soll die Bewegung des Kopfes einschränken und damit die Halswirbelsäule schonen.

Halswirbelsäule
ist der oberste Teil der Wirbelsäule, siehe dort.

Histamin
ist ein Gewebshormon, das bei Entzündungsreaktionen eine wichtige Rolle spielt, siehe Seite 39.

Hormone
sind »Botenstoffe« im Körper, die in sehr geringen Mengen wirksam sind und Abläufe im Körper steuern. Sie werden von speziellen Zellen oder Organen (Schilddrüse, Nebenniere etc.) gebildet und wirken nur auf ihre konkreten Zielzellen. Manche Hormone sind durch ihre Wirkung charakterisiert (Geschlechtshormone). Kommt die Produktion oder der Transport von Hormonen durcheinander, hat das weitreichende Konsequenzen für den Menschen.

Knorpel
siehe »Gelenk«.

Kohlenhydrate
sind Bestandteil der Nahrung und Hauptenergielieferant für den Körper. Mehl, Getreide, Back- und Teigwaren sowie alles, was Zucker enthält, sind wichtige Lieferanten für Kohlenhydrate.

Kryptopyrrolurie
ist eine Krankheit, bei der Pyrrol (eine Verbindung zwischen Vitamin B_6 und Zink) über den Urin ausgeschieden wird.

Langzeitfolgen

sind alle Wirkungen eines Geschehens oder einer Krankheit, die längere Zeit nach dem Ereignis erstmals auftreten.

Makronährstoffe

sind mengenmäßig die wichtigsten Bestandteile der Nahrung: Proteine, Kohlenhydrate und Fette.

Manualtherapie

ist eine Therapieform, bei der der Körper mit seinem Bewegungsapparat durch die Hände des Therapeuten behandelt wird, z. B. Osteopathie, Craniosacral-Therapie o. Ä., siehe Seite 66.

Membran

ist die äußere Begrenzung von Zellen oder Zellbestandteilen. Membranen trennen Räume, in denen unterschiedliche Vorgänge dann ungestört voneinander ablaufen können.

Mikronährstoffe

sind wichtige Bestandteile der Nahrung, die mengenmäßig nur wenig hervortreten (Milligramm-Bereich), z. B. Vitamine, Mineralstoffe, Spurenelemente etc.

Mitochondrien

sind die »Kraftwerke« unserer Zellen, denn sie produzieren letztendlich die Energie in den Zellen, indem sie die Nahrungsenergie für die Zelle nutzbar machen (als ATP). In jeder Zelle kommen viele Mitochondrien vor, je mehr Energie die Zelle benötigt, desto mehr Mitochondrien besitzt sie. Siehe auch »Organelle«.

Mitochondropathie

ist eine Krankheit, bei der die Mitochondrien geschädigt oder zerstört werden und somit die Energiegewinnung in den betroffenen Zellen und Geweben nicht mehr ausreichend funktioniert und diese massiv geschädigt werden können.

Multisystemerkrankung

ist eine Erkrankung, bei der mehrere Organe oder Organsysteme betroffen sind.

Nährstoffe

sind die Bestandteile der Nahrung, die für den Menschen verwertbar sind.

Nahrungsergänzungsmittel
sind Produkte, die Vitamine, Mineralien, Spurenelemente o.Ä. enthalten, die über die normale Nahrung nicht in ausreichender Menge zu sich genommen werden (können) und daher zusätzlich als Tabletten, Kapseln, Saft o.Ä. zugeführt werden.

Nervus
ist die lateinische Bezeichnung für Nerv.

Niacinsäure
Vitamin B_3.

Nikotinsäureamid
Vitamin B_3 in anderer Form.

Nitrosamine
sind krebserregende Stoffe, die sich aus stickstoffhaltigen Stoffen bilden können.

NO
siehe »Stickstoffmonoxid«.

Organellen
sind Zellbestandteile, die »Organe« der Zelle, wie zum Beispiel die Mitochondrien.

Östrogen
Geschlechtshormon, liegt bei Frauen in wesentlich größeren Mengen vor als bei Männern, daher auch weibliches Geschlechtshormon. Ist mitverantwortlich für die Ausbildung der weiblichen Geschlechtsmerkmale und des weiblichen Menstruationszyklus.

Pantothensäure
Vitamin B_5.

Peroxid
ist eine aggressive Verbindungen mit Sauerstoff, siehe »Radikal«.

Peroxinitrit
ist eine aggressive Verbindung zwischen Peroxid und Stickstoffmonoxid, siehe »Radikal«.

Physiotherapie
ist eine Therapieform, bei der dem Körper physikalische Reize gesetzt werden, z. B. Kälte, Bewegung, Massage, elektrische Spannung etc.

Proteine
sind wichtige Nahrungsbestandteile, die vor allem zum Aufbau von Körpersubstanz (z. B. Muskeln und Enzyme) genutzt werden. Dafür werden die Proteine in ihre einzelnen Bausteine getrennt (Aminosäuren) und wieder zu körpereigenen Proteinen zusammengebaut. Proteine können im Körper aber auch zur Energiegewinnung genutzt werden.

Pyridoxin
Vitamin B_6.

Radikale
sind aggressive Stoffe, denen ein Elektron fehlt, daher holen sie sich dieses wahllos bei einem anderen Stoff und schädigen jenen dabei. Das kann weitreichende Folgen haben (siehe ab Seite 81).

Riboflavin
Vitamin B_2.

Rückenmark
ist der Strang aus Nerven, der durch die gesamte Wirbelsäule im Wirbelkanal verläuft und Bestandteil des Zentralnervensystems ist.

Schleudertrauma
bezeichnet Schäden und Empfindungen, die kurz nach ruckartigen und übermäßigen Bewegungen des Kopfes auftreten können, wenn es zu einer Verletzung der Halswirbelsäule gekommen ist.

Schulmedizin
heißt die allgemein anerkannte und gelehrte medizinische Meinung, die von den meisten Ärzten praktiziert wird. Im Gegensatz dazu steht die Alternativ- oder auch Außenseitermedizin.

Sexualhormone
sind Geschlechtshormone, z. B. Testosteron oder Östrogen, siehe Östrogen oder Hormone.

Sinneseindrücke
sind Wahrnehmungen durch die Sinnesorgane Ohr (Hören), Auge (Sehen), Nase (Riechen), Mund (Schmecken) oder Haut (Fühlen).

Stickstoffmonoxid
ist ein aus einem Stickstoffatom (Symbol N) und einem Sauerstoffatom (Symbol O) aufgebautes Molekül. Im menschlichen Körper hat es Signalfunktion (Entzündungen, Weite der Arterien etc.), kann im Übermaß aber schädigend wirken, siehe ab Seite 40.

Stoffwechsel
nennt man die im Körper und in Körperzellen ablaufenden chemischen Vorgänge, die Stoffe abbauen (Verdauung und Energiegewinnung) oder aufbauen (Körpersubstanz). Für die einzelnen Schritte im Stoffwechsel sind Enzyme wichtig.

Stresshormone
sind Botenstoffe, die bei Stressreaktion ausgeschüttet werden, z. B. Adrenalin.

Superoxid
ist eine Sammelbezeichnung für Peroxide und Hyperoxide.

Sympathicus
siehe ab Seite 35.

Thiamin
Vitamin B_1.

Trigeminusneuralgien
sind sehr schmerzhafte Erkrankungen, die alle Versorgungsgebiete des Trigeminusnervs am Kopf betreffen und dort zu Lähmungen, unkontrollierbaren Zuckungen, Taubheitsgefühlen oder Schmerzen führen können.

Tryptophan
Aminosäure, siehe dort.

Tyrosin
Aminosäure, siehe dort.

Unterzuckerung
verursacht bei schlechter Versorgungslage des Körpers Symptome wie Zittern, Fahrigkeit, Schweißausbruch, mangelnde Konzentration, Herzrasen etc.

Versteifungsoperation
bezüglich der Halswirbelsäule: Eine Operation, bei der die oberen Halswirbel durch kleine stabile Platten seitlich verbunden werden, damit keine Bewegung der ersten Wirbelsäulengelenke mehr möglich ist. Der Kopf kann nach dieser Operation nicht mehr gedreht oder geneigt werden. Damit treten jedoch alle Symptome, die mit

den irregulären Bewegungen von Atlas und Axis in Verbindung stehen, nicht mehr auf. Für ein paar Patienten von Dr. Kuklinski war diese Operation – trotz der enormen Bewegungseinschränkung – ein großer Gewinn an Lebensqualität.

Wirbelkanal
entsteht durch die in allen Wirbeln vorkommenden Löcher, die in der Gesamtheit der Wirbelsäule ein »Rohr« bilden, durch das das Rückenmark verläuft.

Wirbelsäule
ist unser »Rückgrat«, sie besteht aus insgesamt 7 Halswirbeln, 12 Brustwirbeln, 5 Lendenwirbeln, Kreuzbein und Steißbein. Sie trägt oben den Schädel und ist die Stütze des aufrechten Körpers.

Zellkern
ist ein in jeder Zelle (Ausnahme: rote Blutkörperchen) vorkommendes Organell, das mit einer doppelten Membran abgegrenzt ist und vor allem das genetische Material (DNA) als Chromosomen enthält.

Sachregister

Die Autoren

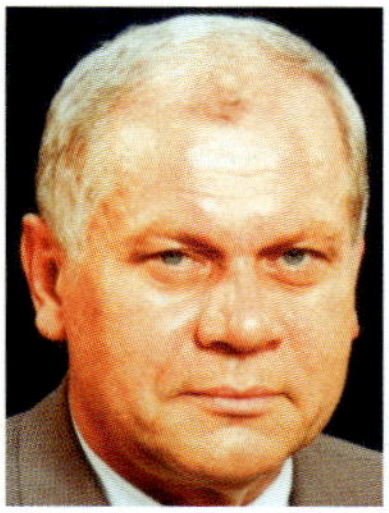

Doz. Dr. sc. med. Bodo Kuklinski ist Facharzt für Innere Medizin und Umweltmedizin und Leiter des Diagnostik- und Therapiezentrums für umweltmedizinische Erkrankungen in Rostock. Er hat durch genaue Beobachtung, gezielte Diagnostik, viel biochemischen Sachverstand und wissenschaftlichen Austausch mit anderen kritisch denkenden Therapeuten und Forschern die enormen Auswirkungen einer Instabilität der Halswirbelsäule auf den gesamten Körper entdeckt und seine in diesem Buch dargestellte Drei-Säulen-Therapie entwickelt. Dr. Kuklinski hat bereits zahlreiche Bücher über Mikronährstoffe veröffentlicht und ist überzeugt, dass viele heute als schicksalhaft betrachtete Krankheiten mit einfachen und kostengünstigen Mitteln therapierbar sind.

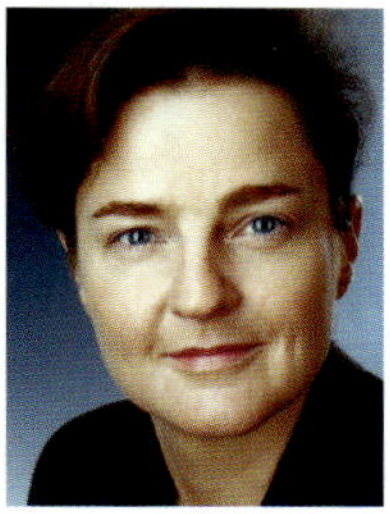

Dr. rer. nat. Anja Schemionek ist Diplom-Biologin und Wissenschaftsredakteurin. Sie arbeitet als freie Autorin, Dozentin und Lektorin vor allem im Themenkreis Gesundheit. Aus persönlicher Überzeugung widmet sie sich besonders den ganzheitlichen und natürlichen Heilmethoden, denn nur, wenn alle Ursachen einer Krankheit beachtet werden, kann der Mensch wieder gesund werden.

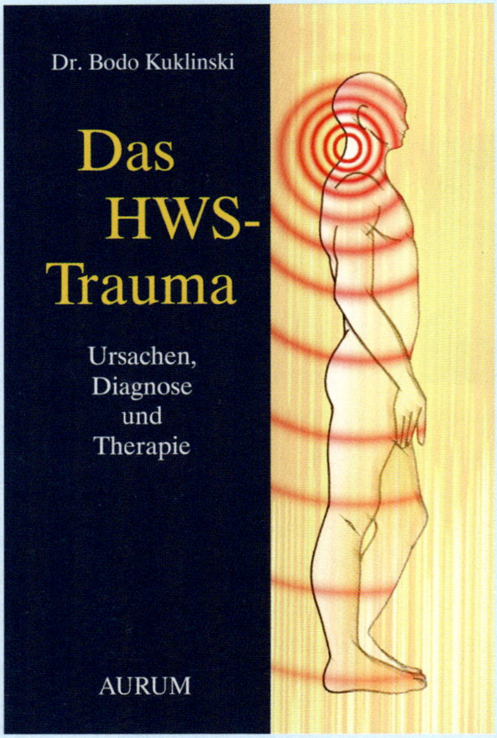

Das HWS Trauma - Der unterschätzte Krankheitsgenerator

Ursachen, Diagnose und Therapie

Das HWS-Trauma ist die Ursache für viele chronische Krankheiten!
Anhand zahlreicher Fallbeispiele belegt Dr. Bodo Kuklinski eindrücklich die Bedeutung des Genicks für die Gesundheit.
Ein Grundlagenwerk für Ärzte, Therapeuten und Patienten, die genau wissen wollen, was ihnen bzw. ihren Patienten im Nacken sitzt.
Trotz der Stofffülle und biochemischer Bezüge verständlich und leicht lesbar.

288 Seiten, Hardcover, ISBN 978-3-89901-068-8
Preis: 39,80 Euro, A 41,00 Euro
www.dr-kuklinski.info
www.kfs-medizin.at